本书受"国家重点研发计划项目（2019YFC1709200）：基于知识元理论与临床需求深度融合的中医古籍整理及专题文献研究；国家重点研发计划课题（2019YFC1709201）：基于知识元理论的中医古籍整理挖掘技术与方法研究"支持。

U0271685

专病通治方与病证合参临证应用

陶晓华　著

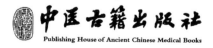

中医古籍出版社
Publishing House of Ancient Chinese Medical Books

图书在版编目（CIP）数据

专病通治方与病证合参临证应用 / 陶晓华著.—北京：中医
古籍出版社，2022.9
ISBN 978-7-5152-2234-9

Ⅰ.①专… Ⅱ.①陶… Ⅲ.①辨证论治 Ⅳ.① R241

中国版本图书馆 CIP 数据核字（2022）第 076367 号

专病通治方与病证合参临证应用

陶晓华 著

责任编辑	贾萧荣	
封面设计	邵丽丽	
出版发行	中医古籍出版社	
社　　址	北京市东城区东直门内南小街 16 号（100700）	
电　　话	010-64089446（总编室）010-64002949（发行部）	
网　　址	www. zhongyiguji. com. cn	
印　　刷	北京市泰锐印刷有限责任公司	
开　　本	880mm×1230mm　1/32	
印　　张	6.375	
字　　数	115 千字	
版　　次	2022 年 9 月第 1 版　2022 年 9 月第 1 次印刷	
书　　号	ISBN 978-7-5152-2234-9	
定　　价	36.00 元	

中医学的特色是整体观念和辨证论治。辨证论治源于张仲景《伤寒论》"观其脉证，知犯何逆，随证治之"，千百年来这一诊疗原则一直有效地指导着中医临床实践，并产生了重要的学术影响。

随着中医药学的发展，有别于辨证论治原则的专病专方、辨病论治、病证结合等诊治方式也越来越受到有关专家的重视和关注，产生了许多重要的研究成果。

予较早注意到研究专病通治方的意义。1962年即在《健康报》上以"从'通方'治病谈起"为题，提出了"通治方"这一概念，对临床如何正确应用通治方表达了自己的看法。1987年1月又在《中医杂志》上以"辨病论治和通治方"为题，探讨了通治方的发展简史以及研究它的意义。后相继主持国家中医药管理局课题"中医专病通知方研究"，出版《中医通治方精选》丛书。学生及门人也发表多篇有关学术论文，整理出版《余瀛鳌通治方验案按》《余氏学验及其通治方研究》。

予主张临证时应辨病（包括中西医病名）与辨证论治相结合，对于若干常见病、多发病，着意于探求删繁就简的证治规律，反对过于繁复的病证分型。认为分型过细，读者不易掌握，也并不符合实际情况，更不利于国际间学术交流。

陶晓华为予首届博士研究生，读书期间，即参加"中医专病通治方研究"，并亲自撰写《内科通治方》有关条目，故选定"通治方研究"作为博士论文研究方向。经过广泛收集文献资料，数易寒暑，反复修改，其博士毕业论文受到赵绍琴、印会河等知名专家的肯定，并获1994年度中国中医研究院何时希奖学金一等奖。

此外，在繁忙的管理、教学、科研工作之余，他仍笔耕不辍，将博士毕业论文予以删补、订正为《专病通治方与病证合参临证应用》一书，交由中医古籍出版社出版发行。该书对辨证论治、辨病论治的基本概念、形成与发展、优越性、局限性进行了深入研究，对临床广泛运用的病证合参原则从病证关系、病证合参运用的概况、病证合参的具体应用、病证合参应注意的问题予以阐述，末附"专病通治方医案选按""中医内科专病通治方选录"以供读者参阅。

予以为此书对促进中医专病通治方研究颇有裨益，高兴之余，略序如上。

国医大师、全国名中医、首都国医名师 余瀛鳌

2022 年 7 月 30 日

在中医治疗学体系中，经常面临如何进行辨证论治和辨病论治这样一些命题。怎样看待"证"与"病"之间的关系，在医疗实践中如何把握应用，是临床医家经常思考的问题之一。

当前的中医临床医学，辨证分型论治仍占据着十分重要的地位。毋庸讳言，这种方法用于临床观察疗效、总结经验以及便于教学和规范治疗等方面均有积极作用，但随着中医临床医学的发展，这种治疗方法也暴露出某些方面的局限性，诸如：对一些潜在的、隐匿的证候以及某些处于早期、无明显证候可资辨析的疾病，则往往难以制订恰当的治疗措施；或虽有证可辨，但由于对疾病的诊断及本质缺乏深入的了解，治疗也未必能获得满意的疗效；异病同治是辨证论治的优越性，但另一方面，证是疾病发展过程中的阶段反映，从属于"病"这一基本矛盾。因此两种性质完全不同的疾病，尽管表现证候相同，其治疗也应有所不同。凡此种种，均表明辨证论治理论体系有进一步完善并加以提高的必要。

在中医临床实践中，有别于辨证论治的专病专方专药治疗方法，经过历代医家的不断探索、充实，已积累了相当丰富的经验。如使君子驱虫、常山治疟、黄连治痢等，不胜枚举。这种专病专方专药的治疗方法，因着眼于疾病的本质和共性，在疾病获得明确诊断的前提下，较易掌握治法和处方，并可弥补辨证论治方法存在的某些缺陷，因而显示出一定的优越性。

专病专方专药的内容虽然丰富，但迄今尚少见有系统进行整理研究的论著，古今医家有关辨病论治的宝贵经验多散见于医籍之中，批阅既难，选取掌握运用尤为不易。有鉴于此，笔者拟对专病专方作一初步研究。不过文中以"专病通治方"这一概念来代替"专病专方"，这是由于在古代医著中，我们较少看到"专方"这一名词。相反远在《肘后备急方》一书中，就已出现了"通治"这一概念。元代危亦林《世医得效方》一书在多数疾病下面亦列有"通治"一节。明代方贤《奇效良方》一书在每一病证后直接标以"通治方"。清代徐灵胎在《兰台轨范》一书中说："专治一病为主方，如一方所治之病甚多者，则为通治之方。先立通治方一卷以俟随症拣用。"因此本书径以"专病通治方"来概括"专病专方"。

专病通治方的临床应用，已有悠久的历史，《黄帝内经》所载录的"十三方"已有专病通治的雏形。如生铁落饮治狂病，鸡矢醴治鼓胀等。东汉张仲景《伤寒杂病论》中亦有较多专病通治方，如乌头汤治历节，茵陈蒿汤治黄疸，猪膏发煎治诸黄，红蓝花酒治"妇人三十六种风"等。嗣后，《肘后备急方》《千金要方》《外台秘要》《太平圣惠方》等多种方书著作，对于专病通治方均有丰富的论述。由于临床学科诊疗学术经验的不断丰富和发展，所积累的辨证治疗内容益趋广博，其中属于辨病论治为主的专病通治方占有相当大的比例。迄于明代，孙志宏所撰《简明医彀》一书论治部分的主要学术特色，就是在各种病证之后，均首列"主方"（这里的主方，即为治疗该病证的专病通治方）一项。每一病证后只列一个主方，多附有详细的加减法，便于读者查阅选用。由此可见，辨病论治和专病通治方这一诊疗思想由来已久。

近现代已有学者注意到研究专病通治方的意义。早在1962年，中国中医研究院余瀛鳌先生就在《健康报》上以"从'通方'治病谈起"为题，提出了"通治方"这一概念，对临床如何正确应用通治方提出了自己的看法。1987年1月又在《中医杂志》上以"辨病论治和通治方"为题，探讨了通治方的发展简史以及研究它的意义。在我国，从古至今有大量的中成药均为"专病通治方"；日本汉方医学将《伤寒论》《金匮要略》中的某些方剂制成袋装成药，销售于国内外市场，也寓有通治方的含义。

实践证明，在临证中掌握运用专病通治方，符合执简驭繁的论治规律、对掌握中医治疗要领和中医药的普及、提高，均能起到显著作用，同时也有助于国际间进行临床医学的交流，从而促使中医药"迈出国门，走向世界"。如能通过对专病通治方的整理、研究，为医药界（尤其是中药制药企业）提供对若干疾病具有确效的处方，其成果所产生的巨大社会效益和经济效益是不可估量的。

专病通治方和辨证论治、辨病论治理论体系之间关系相当密切。辨病论治是专病通治方组方的理论基础，辨证论治则是临床正确运用专病通治方的前提（大多在专病通治方的基础上用药物加减法予以体现）。因此，本书以较大篇幅探讨辨证论治、辨病论治各自的概念、理论体系的形成和发展，在临床运用中的优越性和局限性以及应如何予以结合运用的问题。

总之，本书的目的是通过对古今文献中内科专病通治方的收集、归纳、整理，勾勒出专病通治方的发展脉络，对运用专病通治方的理论基础——中医辨病论治思想以及与之相关的辨证论治体系之间的关系进行探析；选介古今医家成功运用专病通治方的案例，并试图从文献结合临床的角度，为内科多种疾病提供较为切合临床实用和具有一定开发、推广价值的专病通治方。由于这方面的研究资料较少，且散见于多种医著，缺乏系统性，工作难度较大，因此，本人所做的只是一个初步的研究工作，意在抛砖引玉，不当之处，敬希指正。

目 录

第一章　概　论

一、何谓专病通治方

所谓通治方，包括两类方剂，其一是前人创制的一些名方，不分临床学科（如内、外、妇、儿），各科通用，可以治疗多种疾病。诚如清·曹氏原本、项天瑞增刊的《同寿录》所说："神明乎医者，深明乎病所由生，而斟酌变通，立一方可兼治数病，使病者同方而异引，服者异引而成功。"清·徐灵胎在其所著《兰台轨范》一书中也明确指出："如一方所治之病甚多者，则为通治之方。"这一类方剂如《千金要方》卷十二所列"万病丸散"（十三方），以及《千金翼方》中的"阿伽陀丸"，它们所治疾病种类极为广泛。在古代，这一类成药多为医家和病家的必备之品，因其适应面广，可备仓促之需。其二是针对临床各科某一疾病的若干证型均能通治获效者，亦即本书研究的重点——专病通治方。前人也有称之为"主方"者，如徐灵胎《兰台轨范》称其为"专治一病为主方"。专病通治方是祖国医学辨证论治和辨病论治相结合的产物。

秦伯未先生在《谦斋医学讲稿》一书中对上述两类方剂有过这样的评价："通治方和主治方各有特点，通治方也有主病，但治疗范围比较广泛。"

因专病通治方涉及内、外、妇、儿临床各科，内容丰富，非本书所能尽述。在此仅对中医内科专病通治方作一初步研究。

二、专病通治方的发展源流

专病通治方的发展，从医史文献的角度考析，虽缺乏清晰的脉络，但其总的发展趋势显示出，临床各科的专病通治方，不仅数量大幅度增加，在主治病证范围方面，近百年来也有很大的扩展。特别是中华人民共和国成立后，随着中西医结合工作的广泛开展，专病通治方的临床应用，也进入了一个新的历史阶段。

（一）战国至秦汉时期

有关病名的记述，可以追溯到公元前 13 世纪的甲骨文（河南安阳出土），但未见方治内容。战国至秦汉时期，医学文献逐步增多，所载治疗方法大多简要实用，这是专病通治方发展的初级阶段。

有关内容主要反映于《马王堆汉墓医书》《黄帝内经》《伤寒论》《金匮要略》等书中，简介如下：

1.《马王堆汉墓医书》

《马王堆汉墓医书》是 1973 年底至 1974 年初在长沙马王堆汉墓中发掘出来的帛书（墓葬年代为公元前 168 年，书写年代为秦汉之际，著作年代多为战国至西汉时期），它包含十四种著作（另有一种别本）：《足臂十一脉灸经》《阴阳十一脉灸经》《脉法》《阴阳脉死候》《五十二病方》《养生方》《杂疗方》《胎产书》《却谷食气》《导引图》《十问》《合阴阳》《杂禁方》《天下至道谈》。其中介绍方治内容的有《五十二病方》《养生方》和《杂疗方》。

《五十二病方》是一部首尾完具的医方专书，书中分述五十二种疾病的治疗方法，每种疾病的名称均作为篇目标题，记在各篇之首，其中绝大多数是外科疾病，所述内科疾病包括癫痫、痉病、疟病、饮食病、淋病等。治疗方法记述较为简略。如治癃（指小便困难的淋病）的方法有：陈葵种（冬葵子）、龙须（石龙刍）利尿通淋；景天醇酒浸泡后煮沸，煮熟后滤过取汁，饮服；蠃牛（蜗牛）十四个、薤白一小束，同放于酒液中，煮熟后服用。又如牡荆叶治血癃；石苇和酒煮开三沸后服用治石癃；清石治膏癃；陈菽（大豆茎叶）蒸而取其汁，或煮隐夫木饮服治女子癃；以酒和醋混合后加入秫米和稷米，煎煮三沸后治癃。

《养生方》是一部论述养生为主，兼述防治内容的方书，包括防治衰老、增进体力、滋阴壮阳、房中补益、黑发、健身，治疗全身偏枯、阴痿、阴部肿胀等医方，以及各种制药、用药方法和药名等。书中方治内容相当丰富，如颠棘（天门冬）酒治老不起（老年性阳痿）；用莱（藜草）、阑（兰草）、白松脂等作散剂内服，有益气、保健和增强步行能力的效能；又加以茯菟（茯苓）作为补益方药；雄鸡肉脯壮阳、治虚弱等。

从以上疗法可以看出，《马王堆汉墓医书》所选方药大多具有简便验廉的特点，已具有专病通治方的雏形。当然这也可能与古人对疾病的认识较肤浅，尚不能揭示疾病的本质有关，因此治疗方法较为简便朴素。

2.《黄帝内经》

《黄帝内经》是中医基础理论的奠基之作，该书载述44 种病证，311 种病候 [秦伯未. 内经类证（重订本）. 上海：上海科学技术出版社，1962.]。对于其中若干疾病的治疗措施多以针刺为主，而略于方药。虽然方治内容仅体现于十三方中，且较为简略，但从中仍可检索有关专病通治方的内容，略举几例加以说明。

《素问·病能论》云："帝曰，有病狂怒者……治之奈何，岐伯曰……使之服以生铁洛为饮。夫生铁洛者，下气疾也。"

"洛"，与"落"通用，生铁落即炉冶间锤落之铁屑；"气疾"，丹波元简云："凡狂易癫眩，惊悸痫瘈，心神不定之证,宜概称气疾焉。"生铁落,气重而寒,能坠热开结,平木火之邪,又能重镇心神,故能治"狂怒"。这里作者未明言生铁落饮所治狂怒之属性,似寓通治之意。考《中医内科学》教材癫狂分型,将生铁落饮所治狂证划分为"痰火上扰型",据临床实践证实,狂病初期,阳盛之象明显者均可应用本方。

《素问·腹中论》云:"黄帝问曰:有病心腹满,旦食则暮不能食,此为何病?岐伯对曰:名为鼓胀。帝曰:治之奈何?岐伯曰:治之以鸡矢醴,一剂知,二剂已。"

"矢",同"屎"。《本草纲目》云:"(鸡)屎白,气味微寒,无毒。"鼓胀生于湿热,亦可因积滞而成,鸡屎能下气消积,通利大小便,故治鼓胀有殊功,民间常以此方治小儿消化不良引致之腹胀。

《素问·奇病论》云:"有病口甘者,病名为何,何以得之?岐伯曰:此五气之溢也,名曰脾瘅……治之以兰,除陈气也。"

"瘅"属热证,"脾瘅"即脾胃湿热证。主要症状为口中时有甜味,舌苔腻。其成因多由肥甘厚味太过,助热生湿,脾气呆滞而不能输布津液,上溢于口,而见口甘之症。治用一味兰草,煎汁内服,可以清化湿热,消胀除满。

兰草即佩兰,气味辛平芳香,能醒脾化湿,清暑辟浊。临床用佩兰一两,煎汤代茶,治口甜苔腻,久久不除者有良效。

其他如泽泻饮（泽泻、白术、麋衔）治酒风（即《素问·风论》所说之"漏风"），四乌贼骨治血枯，连翘饮治败疵，半夏秫米汤（半夏、秫米）治目不瞑等，药简效著，均具有专病通治方的特色。

3.《伤寒论》

《伤寒论》是一部以阐述多种外感热病为主、突出辨证论治的临床经典名著，该书理法方药精契，为后世临床奠定了坚实的基础。选方共113首，按六经分证予以辨治。全书着重于辨证论治，但也有一些方剂寓有专病通治方的含义。如"伤寒七八日，身黄如橘子色，小便不利，腹微满者，茵陈蒿汤主之。""跌阳脉浮而涩，浮则胃气强，涩则小便数，浮涩相搏，大便则硬，其脾为约，麻子仁丸主之。""发汗后，不可更行桂枝汤，汗出而喘，无大热者，可与麻黄杏仁石膏甘草汤。"以上三方分别对黄疸、便秘、肺炎确有实效，至今仍沿用不衰。

4.《金匮要略》

《金匮要略》一书是张仲景论治杂病的专著，内科方治内容尤为丰富，后世有关内科杂病的临床著作，大多以仲景此书的方治内容为法式。该书有丰富的专病通治方内容，涉及中医内科的多种疾病，几乎俯拾即是。如：

"病历节不可屈伸，疼痛，乌头汤主之"——痹证。

"血痹阴阳俱微，寸口关上微，尺中小紧，外证身体不仁，如风痹状，黄芪桂枝五物汤主之"——痹证。

"虚劳诸不足、风气百疾，薯蓣丸主之"——虚劳。

"虚劳里急，诸不足，黄芪建中汤主之"——虚劳。

"九痛丸，治九种心痛"——心痛（按：此为"胸痹心痛短气病脉证并治"一篇之附方，有的医家认为非仲景方，然其通治之意，十分明晰）。

"肝着，其人常欲蹈其胸上，先未苦时，但欲饮热，旋覆花汤主之"——肝着。

"肾着之病，其人身体重，腰中冷，如坐水中，形如水状，反不渴，小便自利，饮食如故，病属下焦，身劳汗出。衣里冷湿，久久得之，腰以下冷痛，腹重如带五千钱，甘姜苓术汤主之"——肾着。

"诸黄，猪膏发煎主之"——黄疸。

"黄疸病，茵陈五苓散主之"——黄疸。

"吐血不止者，柏叶汤主之"——吐血。

"诸呕吐，谷不得下者，小半夏汤主之"——呕吐。

张仲景对四饮亦分别确立专方论治，如苓桂术甘汤治痰饮、十枣汤治悬饮、大青龙汤和小青龙汤治溢饮、木防己汤治支饮。

此外，书中尚有一些篇幅虽非中医内科方治，但亦包含了通治方的鲜明特色，如治阳毒之升麻鳖甲汤，治阴毒

之升麻鳖甲汤去雄黄、蜀椒，治金疮之王不留行散，治浸
淫疮之黄连粉，治蛔厥之乌梅丸，治胞阻之胶艾汤，妇人
妊娠宜常服之当归散，妊娠养胎之白术散，治咽中如有炙
脔之半夏厚朴汤，治脏躁之甘麦大枣汤，治妇人六十二种
风及腹中血气刺痛之红蓝花酒，治妇人腹中诸疾痛之当归
芍药散。我们从中可以看出张仲景对专病通治方的重视，
这些方治对后世医家之制方、用方有很大启发。

（二）晋唐时期

该时期的临床医学得到进一步发展，专病通治方应用
增多，这主要反映于《肘后备急方》《千金要方》《千金翼
方》《外台秘要》等著作中。

1.《肘后备急方》

晋·葛洪所著《肘后备急方》一书，反映了我国晋代
以前对多种疾病及时外治的方治内容以及一些民间疗法的
成就。全书选方简便、实效，可备医家、病家急需，故以
"肘后备急"为书名。

值得提出的是葛洪在书中已明确提出了"通治"二
字，如：

"救卒客忤死第三"的"张仲景诸要方"，"用麻黄四
两，杏仁七十枚，甘草一两，以水八升，煮取三升，分令
咽之，**通治诸感忤**。"

"飞尸走马汤，巴豆二枚，杏仁二枚，令绵缠，椎令碎，著热汤二合，中指捻令汁出，便与饮之，炊间顿下饮，差，小量之，**通治**诸飞尸鬼击。"

"治卒发黄疸诸黄病第三十一"，"取小豆、秫米、鸡矢白各二分，捣筛为末，分为二服，黄汁当出，此**通治**面目黄，即差。"

由此可见，葛氏心目中已有"通治"这一概念。

对内科各种疾病通治方的记载，书中也很丰富。略举数例，以见一斑。

治疟疾"青蒿一握，以水二升，渍绞取汁，尽服之""常山二两，甘草半两，水酒各半升合煮，取半升，先发时一服，比发令三服尽""常山三两，锉，以酒三升，渍二三日，平旦作三合服，欲呕之。临发又服二合便断""老疟久不断者，常山三两，鳖甲一两炙，升麻一两，附子一两，乌贼骨一两，以酒六升渍之，小令近火一宿，成服一合，此发可数作""无问年月可治三十年者，常山、黄连各三两，酒一斗，宿渍之，晓以瓦釜煮取六升，一服八合""治一切疟，乌梅丸（甘草、乌梅肉、人参、桂心、肉苁蓉、知母、牡丹、常山、升麻、桃仁、乌豆皮）"等等。

书中对青蒿、常山等药运用较频，显然此时已注意到它们治疗疟疾的特异性，这与后世的药理研究结果是一致的。乌梅丸处方用药寒热错杂，亦颇适合疟疾的病因病机。

又如治头痛，《附广肘后方》引孙兆口诀云："附子（炮）、石膏（煅）等分，为末，入脑麝少许，茶酒下半钱。"引《斗门方》治卒头痛，"白僵蚕碾为末，去丝，以熟水二钱匕，立差。又方治偏头痛，用京芎细锉，酒浸服之佳。"

葛氏认为"伤寒有数种，人不能别，令一药尽治之"，提出用葱豉汤为主加减施治，此方与仲景麻黄汤、桂枝汤相比作用较平和，并有实效。他又以黄连、黄柏、当归、龙骨四药煎煮入蜜，治疗痢疾，明示"天行诸痢悉主之"这一通治方性质。

2.《千金要方》和《千金翼方》

唐·孙思邈《千金要方》和《千金翼方》是论述各科多种疾病诊治的方书，其中有关"通治"和"通治方"的论述亦很丰富。

《千金要方》于卷十二列"万病丸散"（即：芫花散、耆婆万病丸、仙人玉壶丸、张仲景三物备急丸、大理气丸方、大麝香丸、小麝香丸、紫葛丸、太乙神精丹、作土釜法、作六一泥法、仓公散、小金牙散、大金牙散），孙氏谓："仓卒之际，应手皆得，故有万病方焉。余以此方散在群典，乃令学者难用讨寻，遂鸠撮要妙，以为斯品……无事之暇，可预和合，以备疴瘵也。"

该书卷十四所载天门冬酒，"通治五脏六腑大风洞泄虚弱，五劳七伤，癥结滞气，冷热诸风，癫痫恶疾，耳聋头风，四肢拘挛，猥退历节，万病皆主之。"此即前述通治方的第一层含义。

书中较典型的专病通治方如表 1 所示：

表 1 《千金要方》中较典型专病通治方

方名	主治	组成
续命煮散	风无轻重皆主之	麻黄、芎藭（即川芎）、独活、防己、甘草、杏仁、桂心、附子、茯苓、升麻、细辛、人参、防风、石膏、白术
独活酒	八风十二痹	独活、石南、防风、附子、乌头、天雄、茵芋
大枣汤	历节疼痛	大枣、黄芪、附子、生姜、麻黄、甘草
竹茹汤	吐血、汗血、大小便下血	竹茹、甘草、芎藭（即川芎）、黄芩、当归、芍药、白术、人参、桂心
苍耳散	诸风	苍耳

此外，对大小便不通、健忘、反胃、呕吐、噎膈、咳嗽、腰痛等疾病也分别列出简效实用的通治方。

《千金翼方》卷一列"治风药品""湿痹腰脊药品""身痒痒药品""惊痫药品"等，这种分类意在提示人们在选择通治方药时的大致范围，为组方选药提供参考。

卷十二"养性服饵第二"所列 37 首方（如茯苓酥、杏仁酥、地黄酒酥等）及"养老食疗第四"所列 17 首方（如耆婆汤、服乌麻方等）均可视为补益方面的通治方，大多具有"久服延年"的功效。

卷二十"备急第一"所列 27 首方（如阿魏药、玉壶丸、仓公散、备急丸等）也具有通治方的性质。

该书卷二十一"阿伽陀丸主万病"一节，详细介绍了阿伽陀药（紫檀、小柏、茜根、郁金、胡椒各五两）所适应的病证及用法，涉及内、外、妇、儿各科疾病 50 余种。在用法上，以该丸为主，随病证不同，适当采用其他药物煎汤服下该丸药，体现了辨病论治和辨证论治相结合的思想。

3.《外台秘要》

稍晚于《千金要方》问世的《外台秘要》一书，是唐代另一部大型医学方书，载方 6000 余首。其中的专病通治方占相当大的比重，如疗诸疟方（一切疟方）、霍乱众药疗不效方、诸痰饮方、诸噎方、新久咳方、肺痿方、消渴方、盗汗方等。《外台秘要》不仅收选的通治方数量众多，更重要的是书中保留了若干失传古医籍中所载述的通治方资料，弥足珍贵。

治疟疾的通治方有：《崔氏》大黄丸方（大黄、朴硝、巴豆），《救急》常山汤方（常山、石膏、白秫米、淡竹叶），《古今录验》朱砂丸方（朱砂、蜀常山），《近效》桃仁常山丸方（桃仁、常山、豆豉）。

治咳嗽的通治方有：《小品》紫菀七味汤方（紫菀、五味子、桂心、麻黄、杏仁、干姜、甘草），《延年》紫菀饮（紫菀、贝母、茯苓、杏仁、生姜、人参、橘皮），《古今录验》天门冬煎（天门冬、杏仁、椒、桂心、厚朴、杜仲、苦参、附子、干姜、乌头、人参、蜈蚣）。

治消渴的通治方有：浮萍丸（浮萍、瓜蒌根），黄连丸（黄连、生地黄），麦冬汤方（芦根、苄根、石膏、生姜、瓜蒌、小麦、生麦冬），疗消渴无比方（土瓜根、苦参粉、黄连、鹿茸、瓜蒌、雄鸡肠、牡蛎、白石脂、鸡肶胫黄皮）。

治盗汗通治方有：《崔氏》疗盗汗方（麻黄根、小麦），《延年》治盗汗方（麻黄根、牡蛎、黄芪、人参、枸杞根白皮、龙骨、大枣）。

治癫痫通治方有：《古今录验方》莨菪子散（猪卵、莨菪子、牛黄、鲤鱼胆、桂心），铁精散（铁精、川芎、防风、蛇床子），雄黄丸（铅丹、真珠、雄黄、水银、雌黄、丹砂）。

《外台秘要》卷十七"四时补益方"载："黄帝问曰，四时之药，具已闻之，此药（指文中所述春、夏、秋、冬四时所用之药）四时通服得不？对曰：有四时之散，名茯苓散。不避寒暑，但能久服，长生延年，老而更壮。"明示了该方的通治性质。

该书卷三十一载述"古今诸家丸方十八首""古今诸家散方六首""古今诸家膏方四首""古今诸家煎方六首""古今诸家酒方十二首"，也大多是从"通治"这个角度予以阐介的。

（三）宋金元时期

这一时期，专病通治方数量剧增，并大大扩展了经治疾病种类。主要反映在以下几部重要著作中。

1.《太平圣惠方》

宋代由官方组织编纂的这部大型方书，总结了公元十世纪以前我国各科临床方治的精粹内涵。卷帙浩繁（计100卷），内容丰富，编撰内容的专病通治思想较为显著，通治方的数量也很可观。下面略举数例，以见一斑。

卷二有"诸疾通用药"一节，收选药物50种，如防风、汉防己、秦艽、独活、芎藭（即川芎）等，作者认为这些药物在治疗多种疾病时可作选用的参考。此外，该卷在"风眩""头面风""中风脚弱"等95种疾病下均列通用药，几乎涉及内、外、妇、儿各科。

卷九"治伤寒发汗通用经效诸方"载通治方14首，如人参散（人参、桂心、陈橘皮、厚朴、干姜、赤茯苓、杏仁、白术、甘草、麻黄），通神散（麻黄、厚朴、川大黄、附子、甘草、白术、人参、五味子、桂心）等。

卷二十五载有"治一切风通用丸药诸方""治一切风通用散药诸方""治一切风通用煎药诸方""治一切风通用浸酒药诸方""治风腰脚疼痛通用浸酒药诸方""治一切风通用摩风膏药诸方""治一切风攻手足疼痛通用淋蘸诸方"，

对因"风"致病的通治方法囊括无遗。

卷五十二载"治一切疟诸方"17首，并谓："夫人有五脏疟，及寒热、痰鬼、间日、山瘴等诸疟，原受其病，皆由将摄失宜，阴阳交争，寒热竞作，虽名目浅深各异，而主治小异大同，今以一方俱疗之，故号一切疟也。"代表方如治一切疟神效方：虎头骨、朱砂、恒山（即常山）、甘草、牡蛎粉、桂心、知母、乳香、乌梅肉、附子、木香、枳壳、川大黄、麝香、桃仁，乌梅丸方：乌梅肉、桂心、甘草、虎头骨、桃仁、恒山（即常山）、川升麻、附子、麝香、人参、肉苁蓉、香豉。

卷五十九载"治一切痢诸方"10首，并谓："夫一切痢者，谓痢色无定，或水谷，或脓，或血，或青，或黄，或赤，或白，变杂无常。或杂色相兼而痢也。夹热则无（按："无"，原文作"无"，据文义，当为"变"）赤，热甚则变脓血也。冷则白，冷甚则青黑。皆由饮食不节，冷热不调，胃气虚弱，故变易也。"代表方如朱砂丸方（朱砂、蛤粉、巴豆、硫黄、乌头末、麝香、砒霜），立效丁香丸方（母丁香末、巴豆、麝香、砒霜）。

卷九十六"食治一切痢疾诸方"载方16首，"食治五淋诸方"载方14首。并谓："夫五淋者，石淋、劳淋、血淋、气淋、膏淋是也。此皆由肾虚，而膀胱热也，肾虚则小便数，膀胱热则水下涩，数涩则淋沥不宣，谓之淋也，宜以食治之。"编者于此阐述了淋病的基本病因病机，为治疗该病设立通治方奠定了基础。

综上所述，《太平圣惠方》一书对中医内科及其他临床各科多种疾病均有运用专病通治方的载述，且数量可观，我们应加以重视。

2.《圣济总录》

宋代官修的大型方书《圣济总录》是当时的医学巨著之一，系征取当时民间及医家所献医方结合"内府"所藏的秘方整理而成。全书 200 卷，收载医方近 2 万首，其中专病通治方收载广博，几乎每一内科疾病都列有通治方。如表 2 所示：

表 2 《圣济总录》中较典型通治方

方名	主治	组成
龙脑双丸	一切风	天南星、半夏、干蝎、白僵蚕、胡粉、腻粉、麝香、龙脑
大黄丸	三十六种风	大黄、蔓荆实、桂、麻黄、羌活、芎劳（即川芎）、防己、白附子、白花蛇、雄黄、空青、腻粉、麝香
大麻仁丸	中风诸疾	大麻仁、吴茱萸、麻黄、枳壳、白芷、天雄、当归、茯神、乌头、秦艽、细辛、白术、蜀椒、天门冬、独活、防风、羚羊角、桂、白槟榔、熟干地黄
牵牛汤	水肿	牵牛子、槟榔、木香、赤茯苓、陈橘皮
妙香汤	一切水气	茴香子、乌药、高良姜、青橘皮
栝蒌（即瓜蒌）汤	胸痹	栝（即瓜蒌）实、枳实、半夏
枳实汤	胸痹	枳实、栝蒌（即瓜蒌）实、厚朴

3.《太平惠民和剂局方》

这是宋代又一著名方书，又称《局方》。宋代官府设立药局，专司药材、药剂的管理和经营业务，称为"和剂局"，本书为和剂局的一种成药处方配本。后经多次重修、增补，随着和剂局更名为"太平惠民局"，本书遂名为《太平惠民和剂局方》。由于此书选收诸方，均系各地所献并经反复试验有效者，方书刊行后，在两宋盛行二百余年，成为临床医生的方剂手册和药局的配方蓝本。同时也方便了病家据病选方，据方用药，由此不难看出《局方》一书选方的通治含义。

该书目录中有"诸风""一切气""诸虚"等名，可见作者对这些疾病在总体上已有一定认识，因此，所处方药所治疾病就较广。书中较典型的专病通治方见表3：

表3 《太平惠民和剂局方》中较典型通治方

方名	主治	组成
驻车丸	一切下痢	阿胶、当归、黄连、干姜
不二丸	大人小儿一切泻痢	巴豆、杏仁、黄蜡、砒霜、黄丹、白胶香、乳香、朱砂、木鳖子
克效饼子	一切疟疾	甘草、绿豆末、荷叶、定粉、龙脑、麝香、金箔、信砒、朱砂
乌梅丸	蛔厥、久痢	乌梅、黄柏、细辛、肉桂、附子、人参、蜀椒、当归、干姜、黄连
必胜散	男人、妇人血妄流溢，吐血、衄血、呕血、咯血	熟干地黄、小蓟、人参、蒲黄、当归、川芎、乌梅
常山饮	疟疾	知母、川常山、草果、甘草、良姜、乌梅

4.《杨氏家藏方》

杨倓《杨氏家藏方》是宋代著名方书之一，全书共 20 卷，囊括各科疾病，实载方 1109 首。该书有较多的通治方，如五痫丸（天南星、乌蛇、朱砂、全蝎、半夏、雄黄、蜈蚣、白僵蚕、白附子、麝香、白矾、皂角）治癫痫朝发，不问久新；立效丸（豆豉、川乌头、白僵蚕、石膏、地龙、葱子）治头疼不可忍者；辟邪丹（黑豆、砒霜、绿豆、雄黄、朱砂、黄丹）治一切疟疾；缩水丸（甘遂、黄连）治消渴等。

5.《世医得效方》

元·危亦林所撰《世医得效方》一书，其内科疾病包括在"大方脉杂医科"中，计 91 个子目。该书在许多疾病下列有"通治"一节，载方甚多。明确载有"通治"方剂的疾病有伤寒、疟疾、胁痛、腹痛、诸积、心痛、呕吐、霍乱、痰饮、咳嗽、喘急、泄泻、下痢、秘涩、胀满、消渴、溺浊、失血、诸淋、心恙、痨瘵、脚气等。

对于感冒的治疗，作者指出："五积散性温，败毒散性凉，凡人遇些感冒，对半杂和煎服，名交加散，亦多验。小儿感冒，因风雨寒冷所袭，猝然得之，正气未耗，邪气未深，用此先以助其正气使益壮，则邪气自当屏散。若仓卒药未能办，只以葱白连须数茎、豆豉一捻、生姜数片，水煎热啜，连进三两盏，亦能发散。"葱白、生姜用于治疗感冒初起，至今仍有临床意义。

对于疟疾的治疗，危氏认为："用药须半生半熟，半冷半热，乃收十全之功。"如此方可"通治疟疾阴阳交争，寒热互作"。

对于腹痛，危氏以为："通治大抵宜通，塞则为痛。凡痛甚，须通利脏腑乃愈，随冷热须用巴豆、大黄、牵牛，此最要法。"

作者又说："通治大抵治积以所恶者攻之，以所喜者诱之，则易愈。""藿香正气散治霍乱吐泻通用，腹痛者加桂，小便不利者加车前子。"

书中提到的方简效捷的通治方法如表4所示：

表4 《世医得效方》中较典型通治方

方名	主治	组成
生地黄汤	一切心痛	生地黄
二陈汤	痰饮	半夏、橘红、白茯苓、甘草
薤白粥	反胃	人参、鸡子、薤白、熟稀粟米粥
杏子汤	一切咳嗽	人参、半夏、茯苓、细辛、干姜、官桂、杏仁、白芍药、甘草、五味子
大润肠丸	便秘	杏仁、枳壳、麻仁、陈皮、阿胶、防风
立效散	吐血	侧柏叶
龙骨散	鼻衄	龙骨
透膈散	诸淋	滑石

6.《苏沈良方》

宋代苏轼和沈括所著《苏沈良方》是一部类似医药随

笔的著作。全书有关疾病治疗的记载，涉及内、外、妇、儿等各科，大多附以验案，以明疗效。书中也有一些通治方的记述，如表5所示：

表5 《苏沈良方》中较典型通治方

方名	主治	组成
四神丹	风气	熟干地黄、元参（即玄参）、当归、羌活
烧肝散	三十六种风	茵陈、犀角、石斛、柴胡、芍药、白术、干姜、防风、桔梗、紫苏、人参、胡椒、官桂、白芫夷、吴茱萸
通关散	诸风伤寒	乌头、藁本、防风、川芎、当归、白芷、天南星、干姜、雄黄、桂心
辰砂散	诸痫	辰砂、酸枣仁、乳香
礞石丸	诸气	硇砂、巴豆霜、青礞石、三棱、大黄、木香、槟榔、肉豆蔻、猪牙皂角、肉桂、干姜、丁香、蓬莪术、芫花、青橘皮、白豆蔻、墨、胡椒、粉霜、面
芍药散	痢疾	（吴）茱萸、黄连、赤芍药
四神散	痢疾	干姜、黄连、当归、黄柏

此外，这一时期的《鸡峰普济方》《普济本事方》《严氏济生方》《局方发挥》等著作亦有若干专病通治方的记述。

（四）明清时期

明清时期出现了"通治方"的名称，有些著作内容，体现了作者对专病通治方的重视，不少名医在论著中，对通治方的含义、效能等发表了精辟的见解，主要体现在以下著作中。

1.《简明医彀》

《简明医彀》是一部论述内科杂病为主，兼及伤寒、胎产、痘疹、外科等疾病的综合性临床医著，作者孙志宏论述病证，"首《内经》要旨，次先哲格言，次感受根源，次本证形状，次治疗方法，次脉理大体，悉从简径明白"。临床部分又以介绍方治为主，各种疾病列有主方、成方及简方，便于读者参酌选用。所列主方，多系参酌古今文献，结合个人经验体会的自订方，虽无方名，但立方缜密，遣药灵变，或附加减用法，均能切中病机。反映了孙氏为了使习医者较易掌握常见诸病的方治，着意于探索多种疾病的规范化治疗。

如选用二陈汤作为痰饮的主方，切合病机。

治三消，选用当归、生地黄、白芍药为主方。上消加人参、麦冬、五味子、天花粉水煎，入生藕汁、鲜地黄汁、人乳服；中消加石膏、知母、甘草、滑石、寒水石；下消加黄柏、知母、熟地黄、五味子之类。

又如治淋病，其主方是：黄柏、知母、滑石、木通、栀子、萹蓄、生地黄、当归、赤茯苓、枳壳、麦冬、牛膝、甘草，加灯心煎。

血淋，加炒蒲黄、茅根汁；石淋，加石苇；膏淋，加川草薢、石莲子；劳淋，加人参；肉淋，加连翘、秋葵子；气淋，加青皮；热淋，加黄连、酒煮大黄；尿淋，加车前草（捣，绞汁）；死血淋，加桃仁、牡丹皮、延胡索、琥珀（另研，调服）；老人虚淋，加人参、黄芪、升麻少许，去知、柏、扁、滑；久虚，加补中益气汤、六味地黄丸。

从上可知，其主方具有通治性质，适合各种淋证，并在主方基础上，罗列诸淋药用加减法，体现了辨病论治和辨证论治的有机结合。作者这种治疗构想，在专病通治方的发展源流中具有典型的意义。

2.《明医杂著》

《明医杂著》六卷，由明代王纶撰，薛己加注并附按语和医案。

其中卷二论述泄泻、痢疾、疟疾、咳嗽、痰饮、拟治岭南诸病，每病下列有主方，详附加减法。

如泄泻的主方是：白术、白茯苓、白芍药（以上三味乃泄泻必用者）、陈皮、甘草。

若伤食泻黄，或食积，加神曲、麦芽、山楂、黄连；若腹中窄狭，再加厚朴、枳实，以消停滞；若小便赤涩短少，加猪苓、泽泻，以分利之；夏月加茵陈蒿、山栀仁；若口渴引饮，加干姜、人参、麦冬、升麻、乌梅肉；若夏秋之间湿热大行，暴注水泻，加黄连、苍术、泽泻、升麻、木通；发热作渴，加干姜、石膏；黄疸，小便赤，加茵陈蒿、山栀、木通；若久泻，脾胃虚弱，饮食难化，加黄连、人参、神曲、麦芽、木香、干姜；若久泻，肠胃虚滑不禁，加肉豆蔻、诃子皮、赤石脂、木香、干姜；若饮酒便泄，此酒积热泻也，加黄连、茵陈蒿、干姜、缩砂仁、益智仁、木香。

3.《医学正传》

明代虞抟撰，学宗丹溪，每病均以丹溪要语及所著诸方冠于其首；次则选录诸家之方，后附以虞氏祖传经验。在其祖传方中有不少属于专病通治。如治疗疟疾的"截法"（祖传经验截法神方，木通、秦艽、常山、穿山甲、辰砂、乌梅、大枣）和又方（常山、槟榔、丁香、乌梅）。又如治小便溺血，用车前草叶、金陵草叶二味，捣取自然汁一盏，空腹饮之，立止。治大便下血，则用堇竹叶烧灰存性，米糊为丸，空心米饮送下。

4.《慎柔五书》

明代胡慎柔撰于 1636 年，胡氏有感于历代医家对虚劳的认识不够明晰，不知证有不同，治有相反，故将虚劳分为虚损和痨瘵两种。认为损病自上而下，瘵病自下而上；损病传至脾与肾者不治，瘵病传至脾与肺者不治；以瘵法治损，多转泄泻；以损法治瘵，必致喘促。凡此立论，不见于前人著述，乃胡氏对虚劳证治认识的发展。

该书对通治方的运用，举例如下：

五蒸汤（人参、黄芩、知母、地黄、葛根、煅石膏、粳米、麦冬、甘草）治骨蒸。

下述二十四种蒸病用药法，俱从五蒸汤加减。

所谓劳蒸者，毛折发焦，肌肤甲错，其蒸在皮，又症舌白唾血，加石膏、桑白皮。

外热内寒，身振肉瞤，其蒸在肉，又症食无味而呕，烦躁不安，加芍药。

发焦鼻衄，或复尿血，其蒸在血，加生地黄、当归、童子小便。

身热烦躁，痛如针刺，其蒸在脉，又症唾白浪语，脉络乱，缓急不调，加生地黄、当归、童便。等等。

5.《兰台轨范》和《医学源流论》

此二书均系清代著名医家徐灵胎撰著。在《兰台轨范》中，徐氏提出"通治方"这一名词，指出："专治一病为主方，如一方所治之病甚多者，则为通治之方，先立通治方一卷以俟随症拣用。"这里的"通治之方"就是本文述及的通治方概念的第一层意思。该书卷一载通治方106首，大多是经方，如小建中汤、炙甘草汤、六味地黄丸之类，作者恐学习者胶柱鼓瑟，又谓："虽云通治，亦当细切病情，不得笼统施用也。"这种认真的态度是正确使用通治方的重要前提。

在《医学源流论》一书中：徐氏谓："欲治病者，必先识病之名，能识病名而后求其病之所生，知其所生又辨其生之因各不同，而病状所由异，然后考其治之之法，一病必有主方，一方必有主药。"首次明确提出了治病设立"主方"（即"专病通治方"）的构想。书中还列出"治病不必分经络脏腑"这一专论，意即使医者在应用时执简驭繁，并举例说："古人有现成通治之方，如紫金锭、至宝丹之类，所治之病甚多，皆有奇效。盖通气者无气不通，解毒者无毒不解，消痰者无痰不消。"

6.《风痨臌膈四大证治》

是书一册，不分卷次。作者姜天叙以论述中风、虚痨、臌胀、噎膈四种疾病的证治为重点。同时，也简要介绍了霍乱、呕逆、噫气、嘈杂、咳嗽、梦精、小便癃闭等病的证治。

该书系统总结了前贤有关四大证论治方面的精华，作者虽未明确论述专病通治方，但分析其实际方治内容，仍可体现其专病通治方的学术特色。如：

五膈丸（麦冬、甘草、蜀椒、远志、桂心、细辛、干姜、附子、人参）治饮食不得下，手足冷、上气喘急；五噎丸（干姜、蜀椒、吴茱萸、桂心、细辛、人参、白术、广陈皮、茯苓、附子）治（噎膈）胸中久寒，呕逆妨食，结气不消；治肿胀丸方（真苍术、厚朴、陈皮、山楂、皂矾、香附）；治肿胀方（防风、沉香、郁金、白蔻仁、麦芽、白芥子、制半夏、怀牛膝、乌药等）治水肿膨胀等。

（五）近现代

从便于读者选方用药这个角度出发，近现代的一些医家编纂了若干方剂著作。有的采用中西医结合的方法，对通治方进行了一些探索和整理。此外，目前市售多种中成药，大多具有辨病论治的特色，这些成药的主治疾病较为明确，较易据方议治，属于所述主治疾病的通治方。

1.《近世内科国药处方集》

近代中医药学家叶橘泉所著。全书共六集，每集均列西医病名，每病下列病原、病理、症状、治法、中药治法、要药略释、处方、适应证等。例如：在大叶性肺炎一节中列有大青龙汤（大叶性肺炎初期，发热恶寒，身体疼痛，烦躁，脉浮紧，喘逆咳嗽，无汗，或浮肿短气而喘，肺炎肿胀之表证甚者），麻杏石甘汤（肺炎发热，喘咳胸痛，烦渴，或面目浮肿，太息呻吟，声如拽锯；肺痈脉浮数，臭痰脓血；百日咳，咳嗽呕吐等症），小青龙加石膏汤（急慢性支气管炎及急慢性肺气肿之肺胀咳而上气，烦躁而喘，脉浮，胸胁痛闷，咳逆倚息不得卧等症）。厚朴麻黄汤（急慢性肺炎喘息咳嗽，胸闷腹胀，腹满，高热，脉浮，呼吸器病而兼消化器病者），叶氏这种中西对照的方法对学习临证者颇有启发，高等医药院校教材《中医内科学》（第四版）下册也继承了这一特点，这可以说是研究专病通治方的一个较好的思路。

2.《中西合参内科概要》

作者华实孚在该书凡例中指出："是编意在沟通中西医药之学，使其同炉共冶，趋于融洽，渐泯两界之意见，促进医学之大同。故中西并列，各取其长，以此区区小册，为异日中西医药合并之导线。"又说："中西医药各有所长，西医以科学为根据，故于病之原因、症候，均较中说为翔实；中医有两千余年之经验，故医书所载诸方药，均确有实效，且药性较西药为和平，是编于病之原因、症候、预后、疗法，均采用近世最新之西说，其处方，则中西并列，以备采择。"

全书分"血行器疾患""呼吸器疾患""消化器疾患"等十三章，最后附"成药一览表"。

如介绍"急性心内膜炎"，在详述其"原因""证候""预后"后，分列：

疗法：先令静卧，进流动性饮食，逐渐进半流动性食物，及营养物。宜施原因的疗法，及对症的疗法，即便秘用轻泻药（硫酸镁、蓖麻油）；心脏有衰弱之征，速用强心药、利尿药；发热时，用盐酸奎宁。愈后四星期间，宜绝对安静，其后逐渐徐徐试动。

中药方：

①西洋参一钱，生石膏一钱，知母二钱，天冬三钱，

车前叶三钱，水煎服（解热强心）。

②珠黄散一分至三分，一日三回分服（强心）。

③茶叶一钱五分，滚水冲，一日分饮（强心利尿）。

④六神丸（雷允上）二十粒至三十粒，一日分三回，温水研化，食后服（此丸为有力之强心平喘剂）。

⑤吉林人参一钱、煅牡蛎二钱、车前叶四钱，水煎服（强心）。"

该书介绍"糖尿病"这一西医病名下所选中药方为：

①桂附八味地黄丸，每服三钱，一日二三回。

②山药四两，煮食。宜常食，用以代点做菜均可。

③茶叶四五分，加滚水泡饮，一日数回。无论红绿（即红茶、绿茶）均可，但不可用染色者。

④黄连五分，黄柏、无名异各一钱，煅蛤粉、海浮石、忍冬藤各三钱，水煎服。

⑤猪胰全具，切小块如黄豆大，以五六块至七八块蒸食，或煮食，一日三回。

3.《当代中医实用临床效验方》

这是一部汇集当代中医精华、实用性强、应用范围广、便于查阅的临床参考书，它反映了当代中医临床的治疗特点和组方用药特色。作者刘寿永等本着广泛搜集、精心筛选、注意科学性等原则，从几千册文献资料中精选出临床实用效验（方）法1700则，分为内、外、妇、儿、皮、五官等六篇，共47章，适用于各科常见病、多发病及部分疑难病的治疗。

此书所选的临床实用效验方分为主方和附方。主方按方名、药物组成、临床应用、一般资料、治疗结果、资料来源等栏目编写，比较详细地介绍各种效验方（法）的具体应用及疗效；附方亦简要介绍上述各条栏目的内容，意在向读者提供更多的临床信息。为了方便读者查阅，作者采用以西医病名编排目录的方法，少数中医病名不能用西医病名取代者，则以附录的形式附于相应的章节之后。

4.《实用中医效验新方大全》

大量的临床资料表明，为数众多的临证奇效新方不断涌现，为各科治疗学和中医方剂学增添了新的内涵。有鉴于此，杨景海等特编辑本书，收验案新方719首，分别归属于内科、儿科、妇产科、男科、外科、骨科、皮科、五官科的220余种疾病中，内科以44种病名为纲列方（如"感冒方""治气管炎方""治哮喘方"等），病名中西兼有（如"治高血压方""治消渴方"）。

书中列述的方剂多属通治方性质，如：柴胡升麻滑石汤（柴胡、升麻、滑石）治感冒及流行性感冒；麻杏陷胸汤（麻黄、杏仁、生石膏、甘草、黄连、半夏、瓜蒌仁、鲜茅根、胆南星、玉蝴蝶）治急性支气管炎等。方后大多列有加减法，以扩大其应用范围。

5.《名医名方录》

本书系《中国中医药报》"名医名方录"专栏发表的文章经汇集、增补而成的中医方剂专书（已出版四辑），书中收录了当代名中医所创用的现代方剂，其中绝大多数是第一次发表，它代表了当代中医临床与方剂的学术水平和发展趋势，具有较高的学术价值和珍存价值，融实用性、科学性、创新性于一体，是研究当代中医方剂学的宝贵资料。书中通治方甚多，患者可据此用以自疗，且疗效显著，在读者中产生了很大的反响。

该书所载通治方极为丰富，兹列表6举例如下：

表 6 《名医名方录》中较典型通治方

方名	主治	组成
软肝煎	肝硬化	太子参、白术、枳实子、川萆薢、云苓、菟丝子、土鳖虫、甘草、丹参、鳖甲
化瘀赞育汤	男子性功能低下	柴胡、熟地黄、紫石英、红花、桃仁、赤芍、川芎、当归、枳壳、桔梗、牛膝
生地连栀汤	急性膀胱炎	生地黄、黄连、栀子、赤芍、牡丹皮、瞿麦、滑石、木通、地骨皮
止痉除痫散	各种痫证	生龙骨、生牡蛎、紫石英、寒水石、白石脂、赤石脂、生石膏、滑石粉、生赭石、桂枝、降香、钩藤、干姜、大黄、甘草
久泻断下汤	久泻、久痢	炙椿皮、土茯苓、川黄连、炒干姜、石榴皮、防风、广木香、炙粟壳、延胡索
通胆汤	胆囊炎、胆石症	柴胡、白芍、枳实、黄连、吴茱萸、木香、砂仁、甘遂、大戟、白芥子、虎杖、金银花

由上可知，《名医名方录》一书于专病通治方的推广应

用，产生了较大的影响，也为通治方的发展做出了积极的贡献。

三、研究专病通治方的目的和意义

（一）有助于中医治疗学的普及和提高

辨证论治系通过四诊、八纲、脏腑、病因、病机等中医基础理论对患者呈现的具体证候、体征，或不同的病程阶段、病证类型，进行综合分析，确立诊断，并在治疗方面务求理法方药相契合。这给初学者明示了诊治规范，但实际操作中具有一定的"难度"。对同一病人，很可能几位医生的辨证和论治有显著的不同，这也与医生辨证论治的水平或侧重点不同等因素有关。在古代医案著作中，诸如甲医家辨证治疗乏效，乙医家（或丙医家）从另外的角度抓住辨证的要素论治取效的案例不胜枚举。因此，如能不断提高中医临床学术水平，对常见病的通治方予以深入研究，使初学者学有准绳，这将较快地促进中医治疗学的普及和提高。

（二）有助于解决中医临床研究中的矛盾

有关中医临床实验研究必须以某一种"病"，而不是"证"的诊治目的来进行。这是因为临床医学客观上要求以"病"为中心，围绕现代意义上的"病"进行研究工作（当然也不能排除对个别"证"的研究）；更重要的是，中医的"证"难以满足临床实验研究中诸如样本的齐同性以及纳入指标的微观化、客观化等要求。这就产生出"病"的固定性和"证"的灵活性难以统一的矛盾。

许多经验方在临床上建立了一种较固定的、一病一方的"对应关系"，如葛根芩连汤治疗急性肠炎，我们可以对同一疾病的不同患者施以相同的治法方药，从而使实际上的"病"与"证"的矛盾得以解决。这样，一方面，"病"是从病人身上直接反映出来的，既能符合宏观上的辨证要求，又能满足微观上的诊断标准；另一方面，经验方与某一疾病之间的对应关系，是通过长期临床实践予以总结、制定的，既体现辨证论治的特色，又寓有现代药理研究中的微观针对性的成分，这就使经验能基本上概括某一疾病的病因病机及其发生发展规律。因此，一病一方关系的确立，是解决中医临床研究中矛盾的关键。

（三）有助于中医药"迈出国门，走向世界"

如何在保持和发扬中医药特色的前提下，促使中医药走向世界，这是摆在我们面前的一个难题。前已述及，辨证论治具有一定的难度，这对于缺乏中医药学术临床基础的国外人士，掌握运用尤为棘手，要使他们更好地了解中医药，建立病—证—方的对应关系似乎是较好的一个出路。

（四）对通治方的进一步研究，可为医药企业的发展提供优质素材

当前制药企业希望寻找适应面广、具有良效的药品，这样可以扩大销售量，使产品获得可观的利润。如目前家喻户晓的"505神功元气袋""三九胃泰"等药物制剂的适应证较广，具备了"通治"的含义，如果"505神功元气袋"仅适应于某一病证，就难以取得现今所有的经济效益。

通过对专病通治方的研究，我们可以从文献的角度筛选确有实效的通治方，进行临床和实验的观察、验证，并结合新药开发的要求进行药理毒理实验，就可能给制药企业提供较好的素材。

四、如何进一步研究专病通治方

（一）加强并完善文献研究

应组织科研力量，广泛涉猎古今中医文献，积累丰富的资料，予以筛选、储存、分类、编纂，除了对内科专病通治方进行研究外，外科、妇科、小儿科、五官科等专病通治方亦宜进行类似的研究。

（二）临床研究

对所搜集的具有学术价值、文献价值的专病通治方进

行临床验证，对其疗效进行统计学处理，予以总结。

（三）实验研究

对所筛选的专病通治方进行药理、药化、药效等实验研究，探讨其有效成分及作用机理。

（四）与制药工业结合

有关资料表明，现在国内外消费者迫切需要剂量小而又具备高效、速效、长效特色，具有抗病毒、抗肿瘤、抗衰老、防治心脑血管病、增强免疫功能和防治艾滋病的中成药，如果我们能将一些经临床和实验研究证实有效的专病通治方转化为市场产品——中成药，将会产生令人瞩目的社会效益和经济效益，众多的专病通治方将是我们取之不尽、用之不竭的宝贵源泉。

第二章　辨证论治

　　阐论专病通治方的临床应用，须针对使用这一方法的理论基础——"辨病论治"这一命题予以探析、研究，在诊治过程中，辨病论治和辨证论治的关系至为密切。故本书二、三、四章重点阐论辨证论治和辨病论治各自的概念、理论体系的形成与发展、临床应用所具备的优点和存在的局限性，以及在临床上应如何将两者予以结合运用的问题。

一、基本概念

（一）证

　　"证"字按字书、辞典，一般均作证据解。如《辞源》云："证，亦供证据之意，《晋书·范宁传》：'宁据经传奏上，皆有典证'。"因此在医学上所说的"证"，亦即医者赖以做出正确诊断、治疗的各种证据。历代医家对证的概念众说纷纭，但主要可归纳为两类。一是以证据立说。如秦伯未先生在《中医辨证论治概说》一文中指出："证，是证据、现象，证的字义，在医学上只是代表临床表现。"方药中教授在《辨证论治研究七讲》一书中也提到："中医学所谓的'证'，就是判断疾病性质的各种证据。"二是证即证候。对证候的认识亦有差异，但一般认为是反映疾病发展在某一特定阶段本质的诊断结论，包括病因、病位、病性、病机、病势诸因素。1986年全国中医证候规范研究第二次会议指出：证候是疾病发生和演变过程中某一阶段本质的反映。它以某些相关的脉症，不同程度地揭示病因、病机、病位、病性、病势等，为治疗提供依据。

（二）辨证

"辨"，意即"判也""别也""分明无有疑惑也"（《康熙字典》）。因而"辨证"的意义，据"证"意的不同，即有"分析判断证据""分析判断证候"等区别。但无论作何释义，均突出一个"辨"字，强调分析患者的临床表现及相关证据，判断其疾病本质，而后指导处方用药。古代众医家亦对"辨证"有所论述。例如:《伤寒杂病论·序》有"平脉辨证"。《三因方·五科凡例》云:"故因脉以识病，因病以辨证，随证以施治。"《临证指南医案》指出:"尤宜体会其辨证立法处。"以上医家所提"辨证"二字均指详细周全地分析患者各种表现，以判断疾病本质。

（三）辨证论治

现在通行的中医教科书对"辨证论治"所下的定义是：

辨证，将四诊所收集的资料、症状和体征，通过分析疾病的原因、性质、部位，以及邪正之间的关系，概括判断为某种性质的证。论治，就是根据辨证的结果，确立相应的治疗方法。

考"辨证论治"一词，不同时代有不同的称呼。明·《景岳全书》称之为"诊病施治"，该书"传忠录·阴阳篇"指出："凡诊病施治，必须先审阴阳，乃为医道之纲领。"明·周之干《慎斋遗书》称之为"辨证施治"，清·章虚谷《医门棒喝》称之为"辨证论治"。

多数医家认为，辨证论治和辨证施治二者可以通谓。或认为二者有别，如蒋洁尘先生认为"论治"的意境比"施治"广阔。李聪甫先生也认为"论治"是属于"知"的范畴，"施治"是属于"行"的范畴。姜春华先生指出，"论"有推敲研究如何解决主要矛盾和次要矛盾的意义。论治不是对证施治，也并非随证治疗，而是对疾病具有预见性，主动采取措施，预防不利，并转不利为有利，通盘考虑体质、疾病、证候各个方面的因素，分别轻重缓急，加以处理。

二、辨证论治理论的形成和发展

辨证论治的提法，脱胎于《伤寒杂病论》的分部标目论治，如"辨太阳病脉证并治""辨阳明病脉证并治"等。

但是这一理论的产生及其运用，还可上溯到成书更早的医学著作。《素问·阴阳应象大论》所说："善诊者，察色按脉，先别阴阳。"指的就是辨证过程和辨证大法。在《内经》中，已有若干证的论述，分别从疾病性质（阴、阳、寒、热等）、部位（表、里、脏、腑、上、下等）、邪正相争的状态（虚、实）诸方面来辨识病证。嗣后，《伤寒杂病论》以其丰富的内容创立了辨证论治的理论体系。唐宋时期，孙思邈和钱乙发展了脏腑辨证；金元四大家各倡新说，各以其实际经验，阐发病因辨证；明清时期在辨阴阳表里寒热虚实的同时，温病卫气营血及三焦辨证相继创立；中华人民共和国成立以来，辨证论治作为中医的临床特色予以肯定，并予重视，其指导思想、普遍规律、具体方法均得到发扬光大和深入的研究整理，逐步形成一门趋于完整的辨证论治学。

目前常用的辨证方法可分为：八纲辨证（阴、阳、表、里、寒、热、虚、实），是为诸多辨证方法的纲领；六经辨证（太阳、阳明、少阳、太阴、少阴、厥阴），多用于伤寒类外感疾患；脏腑辨证（以五脏六腑机能失常及邪正斗争状态等综合表象进行辨证），主要适用于内伤杂病的辨别。以上三种辨证方法的实际内容产生较早，临床运用又有悠久的历史。形成较晚的是清代产生的卫气营血辨证和三焦辨证，适用于外感温病的辨证。

此外，还有气血津液、经络、病因等辨证方法，亦多结合脏腑、八纲辨证而予以运用。各种辨证方法的临床应用经常是相辅相成、相互结合的，并从各个不同的侧面揭示疾病的本质。明·楼英《医学纲目》指出："诊病者必先分别气血、表里、上下、脏腑之分野，以知受病之所在，次察所病虚实、寒热之邪以治之。务在阴阳不偏颇、脏腑不胜负。补泻随宜，适其所病。"这是强调综合辨证的过程及其重要性。中医几种主要辨证方法各有其不同的发展经历，分述如次。

（一）八纲辨证

八纲辨证是分析疾病共性的纲领性的辨证方法，渊源较早，在《黄帝内经》时期，即有若干散见之载述。如辨"阴阳"，《素问·太阴阳明论》云："阳病者，上行极而下；阴病者，下行极而上。""阳受风气，阴受湿气""阳受之则入六府，阴受之则入五藏。"关于"表里"，《素问·玉机真藏论》有"其气来实而强，此谓太过，病在外；其气来不实而微，此谓不及，病在中"等论述，"中外"即与表里含义一致。有关"寒热"，所论较多，如《灵枢·刺节真邪》篇"阳盛者则为热，阴盛者则为寒"；《素问·调经论》"阳虚则外寒，阴虚则内热；阳盛则外热，阴盛则内寒"。"虚实"之论，如《素问·通评虚实论》"邪气盛则实，精气夺则虚"。《黄帝内经》还确立了八纲病证治则,如《灵枢·经脉》篇云:"虚者补之,实者泻之,不盛不虚,以经取之。"《素问·至真要大论》云:"热者寒之,寒者热之……诸寒之而热者取之阴,诸热之而寒者取之阳。"这些论述,为后世论"八纲辨证"奠定了基础。

东汉张仲景撰《伤寒杂病论》,全书贯穿八纲辨证的内容,并将之与六经辨证、脏腑辨证揉合运用,是为八纲辨证施用于临床之实际示范。如《伤寒论》中指出:"实则谵语,虚则郑声。""病有发热恶寒者,发于阳也;无热恶寒者,发于阴也。""发汗后,恶寒者,虚故也,不恶寒,但热者,实也。"《金匮要略》中类似的论述更多,如"病人脉浮者在前,其病在表;浮者在后,其病在里。""病者腹满时减,复如故,此为寒。""病者腹满,按之不痛为虚,痛者为实,可下之。"这些论述所体现的八纲辨证法成为后世进一步发展运用这一方法的基础。在唐代孙思邈的《千金要方》、王焘的《外台秘要》诸书所收录的医药著作中,经常可以看到八纲辨证内容的具体运用(均以寒热虚实论五脏六腑病变)。

北宋寇宗奭的《本草衍义》中提出治病先明八要,即虚、实、冷、热、邪、正、内、外,这与后世总结的八纲含义较为接近。王执中的《东垣先生伤寒正脉》(1477年)卷一指出:"治病八字,虚实、阴阳、表里、寒热八字不分,杀人反掌。"方隅《医林绳墨·伤寒》（1584 年）说："虽后世千方万论，终难违越矩度，然究其大要，无出乎表、里、虚、实、阴、阳、寒、热八者而已。"张三锡的《医学六要》（1609 年）中说："锡家世业医，致志三十余年，仅得古人治病大法有八，曰阴、曰阳、曰表、曰里、曰寒、曰热、曰虚、曰实，而气血痰火，尽赅于中。"以上列举诸说，明确阐论了八纲的含义。《景岳全书·传忠录·阴阳篇》（1624 年）中指出："凡诊病施治，必须先审阴阳，乃为医道之纲领。"同书"六变辨"中说："六变者，表里寒热虚实是也，是即医中之关键，明此六变，万病皆指诸掌矣。"并深入分析表里、寒热、虚实诸证，对八纲辨证更有进一步的阐发。

清代程钟龄将此八字作为纲领加以提倡，其著作《医学心悟》设有"寒热虚实表里阴阳辨"专章，云："病有总要，寒、热、虚、实、表、里、阴、阳八字而已，病情既不外此，则辨证之法，亦不出此。"并对表与里、寒与热、虚与实之鉴别，阐论极为精辟。论治病之方，则以"汗、下、吐、和、消、清、温、补"八字尽之，八纲八法俱见。直接提及"八纲"二字的是近代祝味菊的《伤寒质难》（1949 年）。如"退行期及恢复期篇第七"云："所谓八纲者，阴阳表里寒热虚实是也。"近代以来，八纲辨证已被作为中医辨证总纲，并被收入各种中医教科书。

（二）六经辨证

究其渊源，始于《素问·热论》中的"三阳三阴分证"，即伤寒病按日传经，历经巨阳脉、阳明脉、少阳脉、太阴脉、少阴脉、厥阴脉，在该经脉循行部位出现相应症状。如"伤寒一日，巨阳受之，故头项痛，腰脊强""十二日厥阴病衰，囊纵，少腹微下，大气皆去，病日已矣。""治之各通其脉，病日衰已矣。其未满三日者，可汗而已；其满三日者，可泄而已"。此论已概括了伤寒的传经规律、两感以及治疗原则。但六经只从经络而言，且仅论述了六经的热证，未论及六经的虚证、寒证。

《伤寒杂病论》在《黄帝内经》的理论基础上，总结了汉代以前的医学成就。结合张仲景本人的临床经验，开辟了祖国医学六经辨证的独特篇章。《伤寒论》首先将外感热病的演变过程，根据病人正气强弱、邪气盛衰、病势进退、病情深浅加以分析综合，归纳为六种证候类型（即太阳病脉证、阳明病脉证、少阳病脉证、太阴病脉证、少阴病脉证、厥阴病脉证），作为论治的依据，其治疗原则以及药剂的配伍方法，始终严密而系统地将理法方药一线贯联。六经辨证阐明病变演变的规律，除渗透八纲辨证之外，还涉及脏腑、经络、营卫、气血、三焦等辨证方法，由此也体现了张仲景为开创临床各种辨证方法所奠定的基础。六经辨治在临床上有着普遍的意义，实际上也就是辨证论治规范化、典型化最早的成功模式。正因为如此，六经辨证不仅适用于外感病，也能指导杂病及临床其他各科的病证。

隋唐时期，由于医家多重视每一个病证的论述，对六经辨证并不十分强调。如隋代巢元方《诸病源候论》七、八两卷，共分77候阐论伤寒，简明而切合临床实用。唐·孙思邈《千金要方》论伤寒，重视以病统证，以证统法、统方。金、元、明、清时代对《伤寒论》的研究日益深入，有关六经辨证的学说也日趋精细、深入。由于医家见解不同，对六经辨证本质的理解和临床辨证方法出现了百家争鸣的态势。历代医家对六经实质的认识大体有：以经络、脏腑、气化来解释六经，或将六经看成是单纯的"证候分类"方法。这些争议一直延续至今。一般认为"六经"的实质，即藏象学说中的经脉及其所连属的脏腑，"六经"既是经络脏腑功能活动的产物，又是经络脏腑功能活动的物质基础（包括气、血、津液、营卫等）。六经病变就是人体经脉脏腑在病因作用下出现的病变。

（三）脏腑辨证

脏腑辨证是根据脏腑学说，通过四诊对疾病证候进行归纳分析，借以推究病机，判断病变部位、性质、正邪盛衰情况的一种辨证方法。它起源于《黄帝内经》。《黄帝内经》脏腑学说虽有解剖学的基础，但主要以脏腑生理、病理立论，是脏腑辨证的基础。《素问·玉机真藏论》云："脉盛、皮热、腹胀、前后不通、闷瞀，此谓五实。脉细、皮寒、少气、泄利前后、饮食不入，此谓五虚。"此是诊断五脏虚、实病证的依据；《素问·至真要大论》所论述的"病机十九条"，则以五脏为依据概述常见证候病机。《灵枢·刺热》篇将热病以脏腑区分，如："肝热病""心热病""脾热病""肺热病"及"肾热病"。此外，《灵枢·本神》篇在归纳五脏虚实证候的基础上明确提出"必审五藏之病形，以知其气之虚实，谨而调之也"。这就是以脏腑为纲，对疾病进行辨证论治的主张。《素问·藏气法时论》和《灵枢·邪气藏府病形》篇，分别对五脏六腑各自病变的主要证候予以描述。《素问·标本病传》篇对各脏腑病变之主症作了准确的归纳。《黄帝内经》还重视脏腑相互关系，从整体观出发，注意一脏有病波及其他脏腑，如《素问·灵兰秘典论》云"十二官者，不得相失""主不明则十二官危"就是一例。《素问·至真要大论》载："谨守病机，各司其属。有者求之，无者求之，盛者责之，虚者责之，必先五藏，疏其气血，令其调达，而致和平。"此说为脏腑辨证确立了治则。

刘向《汉书·艺文志·七略》载有以脏腑列方的《五脏六腑痹十二病方》《五脏六腑疝十二病方》《五脏六腑瘅

十二病方》及《五脏伤中客疾》《五脏狂癫病方》等书目。马王堆出土古医书亦有脏腑病方。《难经》从四十八难至六十一难是重点论述病因、病机、病证的篇章，强调诊病结合脏腑，并以脏腑的生克关系来说明疾病的传变，并据此以判断其预后。

《金匮要略》一书是对杂病进行脏腑辨证的经典著作。首篇载有"脏腑经络先后病脉证治"，系据《难经》之说阐述五脏病在治疗上的关系，并用脏腑分别病名症状。"五脏风寒积聚病"篇有"肺中风""肺中寒""肺死脏"等名称。其他四脏有以相同方式命名的病名，惟肝有肝着，肾有肾着。又如水病有心水、肝水、肺水、脾水、肾水之别。书中所载杂病，多属脏腑内伤疾病，也包括一些外科、皮肤科、妇产科疾病，共四十余种，集中地用脏腑病机指导辨证，治疗方法则根据脏腑之间的整体联系，指出治疗未病的脏腑。根据治病求本的精神，重视人体的正气。对方剂的运用，往往是一方治疗多病，充分体现了"同病异治""异病同治"的精神。此书理法方药齐备，后世誉为"医方之祖，治杂病之宗"。

约产生于六朝时代托名华佗所著的《中藏经》，首倡脏腑寒热虚实辨证论治，如《论肝脏虚实寒热生死顺逆脉证之法》篇云："肝与胆为表里，足厥阴、少阳是其经也……脉虚而弦，则为太过。病在外，太过则令人善忘，忽忽眩晕，实而微，则为不及；病在内，则令人胸胁胀满，大凡肝实引两胁下痛，喜怒；虚则如人将捕之。"大体对每一脏腑都作了类似的分析。此后，隋代巢元方《诸病源候论》几乎对所有疾病均采用脏腑经络结合病因、疾病性质以定位、定性。在分析病机时，也紧紧抓住发病脏腑在功能上的特点。唐代孙思邈《千金要方》中的杂病是以脏腑类证，先论脉而后分虚实。孙氏在论述某脏某腑疾病时，又特别注意搜集整理《黄帝内经》有关脏腑生理、病理、诊断、治疗等各个方面的论述，突出以脏腑为中心的辨证论治。宋初王怀隐等编写的《太平圣惠方》，书中第三卷至第七卷，专论脏腑病证，综述本脏生理、病理、脉证、治法，然后列证。钱乙的《小儿药证直诀》，根据小儿特点，从五脏寒热虚实辨证论治，并在方治中突出所治脏腑的重点（如泻白散、泻青丸、导赤散等），对后世颇有影响。张元素撰《脏腑标本寒热虚实用药式》谓："肝虚以陈皮、生姜之类补之，实则芍药泻之；心虚则炒盐补之，实则甘草泻之。"李杲著《内外伤辨惑论》《脾胃论》，在证治方面尤为重视后天脾胃。元代朱丹溪主相火，倡"阳常有余，阴常不足"论。赵献可辨证重先天命门。王清任主辨气血，明脏腑，立方偏重于祛痰益气。魏之琇论析滋肝阴等。上述医家之学术临床见解，从各个角度扩展充实脏腑辨证论治的内容，使之日趋完备。

至于卫气营血辨证、三焦辨证、气血津液辨证等，《黄帝内经》虽未明确载述，但后世对这些辨证方法的认识仍可追溯到《黄帝内经》这部典籍的理论渊源，因为该书已论述关于营卫气血、三焦、津液等生理概念，并引申其义，从而使后世医家发展为对疾病诊断的辨证纲领。

（四）卫气营血辨证

这种辨证方法主要根据温热病过程中的病变深浅层次及其传变情况予以确定。叶天士说："温邪上受，首先犯肺，逆传心包，肺主气属卫，心主血属营。辨营卫气血虽与伤寒同，若论治法则与伤寒大异也。"又说："卫之后方言气，营之后方言血。在卫汗之可也，到气才可清气，入营犹可透热转气，入血就恐耗血动血，直须凉血散血。"这些原则，成为后世温病学辨证论治的纲领。

（五）三焦辨证

吴鞠通在《温病条辨》中进一步总结了温热学说体系，他以分辨阴阳水火理论为主导思想，体验到火能克金，而温热之邪首犯上焦，遂采用三焦辨证纲领，以有别于伤寒六经分证。他所说的三焦，沿用《黄帝内经》中"三焦"之名，却未尽用其实，只取了《灵枢·营卫生会》篇三焦分部的意义，用以区分温病发展过程中的三个阶段。他依据温热病变的病机、证候及其传变关系，划分上、中、下三焦三个阶段。吴鞠通说："温病由口鼻而入，鼻气通于肺，口气通于胃。肺病逆传，则为心包，上焦病不治，则传中焦，胃与脾也。中焦病不治，则传下焦，肝与肾也。始上焦，终下焦。"这种辨证方法更适用于温病中以温热病理较为突出的情况，与张仲景六经辨证有一纵一横之妙，与叶天士卫气营血辨证相得益彰。其实在三焦辨证中，也采用了分经辨证的某些方法，因而它与其他辨证方法并不对立，而是互相关联。根据以上温热辨证，后世温病学家不断补充完善，并发展和丰富了温病治法。

（六）气血津液辨证

其辨证理论，亦源于《黄帝内经》。如《灵枢·决气》篇载："精脱者，耳聋；气脱者，目不明；津脱者，腠理开，汗大泄；液脱者，骨属屈伸不利，色夭，脑髓消，胫酸，耳数鸣；血脱者，色白，夭然不泽，其脉空虚，此其候也。"详细区分了脱证有气脱、血脱、精脱、液脱等不同，对各脱证之症状描述较准确。《素问·调经论》亦指出："气有余则喘咳上气，不足则息利少气。"

（七）病因辨证

《黄帝内经》对此论述颇多，如《素问·阴阳应象大论》曰："风胜则动，热胜则肿，燥胜则干，寒胜则浮，湿胜则濡泄。"《素问·生气通天论》有"因为寒""因为暑""因为湿""因为气"等记述，体现了溯因列证的特点。
《素问·至真要大论》之病机十九条，列举风、寒、湿证病
机各一条，热证病机四条，火证病机五条，均属病因辨证
的提纲。

宋·陈无择《三因极一病证方论》则注重内因、外因、
不内外因的辨证治疗。陈氏认为"风寒暑湿四气皆能交结
以病人，寒暑风湿可互络而为病因……治之当求其本，随
交络互结而推之"。强调六淫可互结而为病，治疗当予酌情
审辨。并提出"脏腑虚实，五劳六伤，皆内所因"的观点，
将脏腑虚损并为内因范畴，这是对内因七情传统观念的突
破。《医学启源》提出病证有"因气动而成"者和"不因
气动而成"者，如"一者，因气动而内有所成者，谓积聚
癥瘕……二者，始因气动而外有所成者，谓痈肿疥疮……
三者，不因气动而病生于内者，谓留饮癖食……四者不因
气动而病生于外者，谓瘴气、虫蛇蛊毒、风寒暑湿……"。
《丹溪心法》强调"湿热相火"及"气血痰郁"的辨析，该
书指出："湿热为病，十居八九"，"气血冲和，万病不生，
一有怫郁，诸病生焉。故人身诸病，多生于郁。"此时有关
病因辨证的分类纲领得到完善，具体项目得到充实与发展，
并从客观上归纳、总结了各种病因的致病特点、临床表现
及其治疗方药。

迄今为止，临床辨证论治的一般方法大体上可以分为

以下几个方面。

（1）对病史、发病季节气候、患者体质状况以及性别、年龄、职业、工作和生活环境及发病经过的了解。

（2）在搜集症状和体征的基础上，进一步辨别证象，确定病位和病变性质，分析病因病机和疾病的发展趋势。

（3）以证为依据，确定治疗方针、立法、处方用药。至于具体治法，一般外感疾病采用六经或卫气营血、三焦辨证论治；内伤疾病，以脏腑气血为辨证纲领。至于八纲辨证、病因辨证，则无论外感、内伤，皆所通用。

三、辨证论治的优越性

辨证论治法则是祖先在长期与疾病作斗争的实践中所积累并加以总结的经验方法，体现了中医理论在临床实践中的具体运用。其主要优越性表现在以下几个方面。

（一）整体观念

着重从整体情况出发，强调人体内部及人体与周围环境的一致性，重视调整整体功能的偏亢、不足，反对孤立、片面、静止地看待和分析人体的疾病变化，反对脱离个体的差异性而单纯去谈治病，或脱离整体而从局部治疗。

（二）个体特异性

强调因人、因时、因地、因病制宜，此法既遵循原则又灵活应变，可根据具体情况采用同病异治。

如李东垣《内外伤辨惑论》补中益气汤方后的"四时用药加减法"就充分体现了这个特点。李氏谓：

"以手扪之而肌表热者，表证也。只服补中益气汤一二服，得微汗则已。非正发汗，乃阴阳气和，自然汗出也。

"若更烦乱，如腹中或周身有刺痛，皆血涩不足，加当归身五分或一钱。

"如精神短少，加人参五分，五味子二十个。

"头痛加蔓荆子三分，痛甚加川芎五分。

"顶痛脑痛，加藁本五分，细辛三分。诸头痛，并用此四味足矣。

"如头痛有痰，沉重懒倦者，乃太阴痰厥头痛，加半夏五分，生姜三分。

"耳鸣，目黄，颊颔肿，颈肩臑肘臂外后廉痛，面赤，脉洪大者，以羌活一钱，防风、藁本各七分，甘草五分，通其经血；加黄芩、黄连各三分消其肿；人参五分，黄芪七分，益元气而泻火邪。另作一服与之。

"嗌痛颔肿，脉洪大，面赤者，加黄芩、甘草各三分，桔梗七分；

"口干嗌痛者，加葛根五分，升引胃气上行以润之。

"如夏月咳嗽者，加五味子二十五个，麦冬（去心）五分。

"如冬月咳嗽者，加不去根节麻黄五分。

"如秋凉亦加。

"如春月天温，只加佛耳草、款冬花各五分。

"若久病痰嗽，肺中伏火，去人参，以防痰嗽增益耳。

"食不下，乃胸中胃上有寒，或气涩滞，加青皮、木香各三分，陈皮五分，此三味为定法。

"如冬月，加益智仁、草豆蔻各五分。

"如夏月，少加黄芩、黄连各五分。

"如秋月，加槟榔、草豆蔻、白豆蔻、缩砂各五分。

"如春初犹寒，少加辛热之剂，以补春气之不足，为风药之佐，益智、草豆蔻可也。

"心下痞，夯闷者，加芍药、黄连各一钱。

"如痞腹胀，加枳实、木香、缩砂仁各三分，厚朴七分。如天寒，少加干姜或中桂（桂心也）。

"心下痞，觉中寒，加附子、黄连各一钱，不能食而心下痞，加生姜、陈皮各一钱。能食而心下痞，加黄连五分、枳实三分。脉缓有痰而痞，加半夏、黄连各一钱。脉弦，四肢满，便难而心下痞，加黄连五分，柴胡七分，甘草三分。

"腹中痛者，加白芍药五分，甘草三分。如恶寒觉冷痛，加中桂五分。

"如夏月腹中痛，不恶寒，不恶热者，加黄芩、甘草各五分。芍药一钱，以治时热也。

"腹痛在寒凉时，加半夏、益智、草豆蔻之类。

"如腹中痛，恶寒而脉弦者，是木来克土也，小建中汤主之，盖芍药味酸，于土中泻木为君。如脉沉细，腹中痛，是水来侮土，以理中汤主之，干姜辛热，于土中泻水，以为主也。如脉缓，体重节痛，腹胀自利，米谷不化，是湿胜，以平胃散主之，苍术苦辛温，泄湿为主也。"

（三）辨证细致

今以常见病证咳嗽为例，中医辨证分五脏咳、六腑咳（临床运用较少）；外感咳嗽、内伤咳嗽。外感中又有风寒咳嗽、风热咳嗽、燥热咳嗽、痰湿咳嗽等。辨证论治包括辨病因（风、寒、燥、湿等）和制订相应的治疗法则，如采用温肺化痰、辛凉宣化、清热化痰止咳等等。

（四）根据具体情况同病异治或异病同治

所谓"同病异治"，乃指同一种疾病，由于发病的时间、地区以及患者机体反应的差异，或处于不同的发展阶段，治法有所变化，这种论治方法首见于《素问》。而"异病同治"则是后人根据"同病异治"的精神和临床治病的实际情况而提出的另一种论治法则。

"同病异治"一语在《素问》中两见，也有两种不同的含义。一指同一种疾病，采用不同的治疗工具；一指同一种疾病，运用不同的治疗原则。《素问·异法方宜论》曰："医之治病也，一病而治各不同，皆愈。""故圣人杂合以治，各得其所宜，故治所以异而病皆愈者，得病之情，知治之大体也。"这是对"同病异治"内容和原理的论述。徐灵胎也说："天下有此一病，而治此则效，治彼则不效何也？以病同而人异也。盖体气有强弱，性质有阴阳，生长有南北，年龄有老少，心境有忧乐之异，天时有寒暖之别，则受病之浅深各不同，若一概施治，则利害相反。故医者必审其种种不同，而后轻重缓急，大小先后之法，因之而定矣。"

四、辨证论治的局限性

任何事物都是一分为二的，千百年来，辨证论治一直有效地指导着中医临床实践，虽有上述一些优越性，但也并非完美无缺。姜春华教授曾指出"中医的辨证论治内容，我们现在还搞不清楚，它有时行之很有效，有时一般有效，有时完全无效"，这是对辨证论治理论较为客观的一种评价。目前看来，辨证论治理论还存在如下一些局限性。

（一）偏重全身反应，忽略局部情况

偏重于疾病所表现的全身变化，着眼于机体对疾病的反应状态，而对局部的病理过程、实质性损害情况难以深

入了解。虽然通过对整体失衡功能的调整亦同样能使局部病变恢复正常，但如果整体与局部治疗能密切配合，则可缩短疗程。

例如西医对无黄疸型传染性肝炎的诊断，除有关的主要症状外，还必须具有肝大、压痛以及肝功能异常等客观检查指标。而中医对该病的辨证，则可有肝脾不调、肝郁气滞、阴虚肝旺、肝肾两亏、脾虚湿阻、血瘀癖积等不同证候类型的表现，而这些不同证候也可同时在其他一些不同疾病的发病过程中出现。这种中西医之间在诊断上所存在的客观差别，如不予以斟酌分析，也有可能导致医生在诊疗过程中出现严重失误。例如直肠癌的早期症状往往易与痢疾、溃疡性结肠炎等病混淆，如果不经现代医学方法早期确诊，中西医结合，严密观察，及时给予相应的治疗措施，就很有可能导致病情恶化、转移，甚至不治的危险。

（二）强调机体内外的联系性和一致性，忽略了内外的矛盾性

辨证就是将四诊收集到的资料综合归纳和分析，为治疗提供依据。因为中医诊法的认识论是建立在"有诸内必形诸外"和"以表知里"的基础上。认为人体是一整体，内脏变化必然通过脏腑经络反映于体表，因此外在表现可以反映内在病变。但这种认识，只注意到机体内外的联系

性和一致性，忽略了内外的矛盾性，而且存在如下几点不足。

1. "有诸内"有时未必立即"形诸外"，内部病变刚开始产生时，其"形诸外"有个过程，而不是内部一有病变便立即"形诸外"的。这就为人们仅仅据外部去认识内部初起的病变造成了困难。如无明显症状的 HBsAg 阳性者、隐匿性糖尿病及某些早期疾患。

2. 内部病变不一定全"形诸外"，仅凭"形"于外的信息有时会弄错。例如，有些黄疸病，辨证无误，但却久治不愈，后经检验方知是因肝吸虫阻塞胆管所造成的黄疸。

3. 已"形诸外"的内部病变信息，人们仅凭四诊不一定能完全识别，一些不可见的微观理化信息会被遗漏。

4. 多因一果的情况更为棘手，单靠外部信息更难辨识。例如，患有肺结核、肺炎、肺癌三种不同疾病的病人就有可能表现出相同的证，对此一视同仁显然不合适，用治疗肺结核的有效方法去治疗肺癌就无效。若不结合内部机制，精细地辨识各种不同的状态就会束手无策。

5. "形诸外"也可能不贯穿于疾病的全过程。有的疾病接近痊愈，此时无症状"形诸外"。例如，慢性肾炎病人尽管浮肿已消，小便通畅，自我感觉良好，但仍有蛋白尿。糖尿病病人尽管三消症状全除，而尿糖犹在。对此，不能因无证可辨就结束治疗。

（三）过于强调同病异治、异病同治，而忽视了同病同治、异病异治这一解决疾病根本矛盾的方法

同病异治、异病同治作为辨证论治在临床上的具体应用，有其一定的意义，这是不容否认的。但若只强调"同病异证异治"的"异"与"异病同证同治"的"同"，则是认识上的片面性。各病有其自身的发病规律，尽管疾病在发展过程中由于各种因素的影响，可出现若干不同的证，但这些不同的证，往往受到疾病根本矛盾的制约和影响。因此，"同病异治"只是在"同"的基础上的"异"，治疗时须求"同"之"异"，并针对疾病的根本矛盾进行治疗。

同样，不同疾病在一定条件下，可出现相同的证，这些相同的证也受着不同疾病根本矛盾的制约和影响，从而显示出一定的差异性。如，同一瘀血证，见于外伤、胸痹、噎膈、反胃等病，其症状表现就不尽相同，其治疗方法亦各具特色。又如，同一阴虚火旺证，可见于肺痨、遗精、心悸、失眠、郁证、汗证等六种疾病中，其治疗原则都是滋阴降火，但具体选方用药亦有所不同。肺痨宜用秦艽鳖甲散，遗精宜用知柏地黄丸，心悸宜用天王补心丹，失眠宜用黄连阿胶汤，郁证宜用滋水清肝饮，汗证选用当归六黄汤等。不难看出，辨证及治则均相同，但具体选方用药则各异，说明"异病同证"间的各证是具有差异的。若只

辨证不识病，治疗时就不能丝丝入扣，疗效自然会受到影响。故不能简单地用辨证取代辨病。

（四）辨证论治法则应用灵活，但易形成思维定势

辨证论治法则所形成的思维定势在一定程度上会造成人们的视野狭窄，只注重"思辨"，懒于"循名责实"。从患者所呈现的证候，总能辨出一个"证"来，只要某些药物能治好某种病，均可根据疾病所表现的"证"，定出一个相应的治疗及立方遣药原则。正因为这种思维方式可以利用已知的知识来解释和应付一切新的病理现象和治疗手段，因此，辨证论治客观上有阻碍中医主动采用其他科学方法的可能性，有可能给人们带来思维和方法方面的惰性。可见，该法则在其"灵活变通"的特点背后，确实隐有潜在的"保守性"。

（五）辨证论治有很强的主观性

辨证论治作为一种临床指导思想，其取得疗效的显著与否，主要取决于运用者在一定的临床经验、理论修养、思辨能力、直观比照能力、生活环境等基础氛围熏陶而形成的了悟。了悟是一种个人素质决定的个人体验，有很强的主观性。对同一个医学事实（如一味药物、一种疾病、一种治法等），个人悟入的角度、深度各异，其运用该法则的角度、深度也不可能一致，疗效自然不会相同。这种主

观性，是中医治疗体系难以客观化、规范化的主要障碍。

在我国医学发展过程中所呈现的若干学派，诸如金元四大家，以及其后的"先天"理论、"后天"理论，王清任的气血说，魏之琇的肝阴说，唐容川的瘀血说等等，实际上并没有达到理论上的分化而形成学术分支这一高度，只是在同一理论基础上，由于个人体验不同而产生的认识角度之争。

此外，上述特点还是造成中医院校毕业生临床技能低下的重要因素。他们由于缺乏"了悟"所必需的个人体验，灵活的辨证论治法则在他们的意识中只能是抽象的条文和规则，因此，必然难以完成"了悟"这一具体的临床思维过程。

（六）辨证分型存在一些问题

1. 辨证分型的历史情况和现状

古代医家早已提出辨证分型，并在其后的医疗实践中不断得到发展和充实。概而言之，历代各家对证型的分类一般有三种情况。

（1）将疾病发展过程中的不同阶段分为各种证型，如《伤寒论》的六经辨证（太阳证、阳明证……），温病学说中的卫分证、气分证、营分证、血分证等。

（2）在疾病发展过程的不同阶段中，根据不同情况将之分析归纳为若干证型，如《伤寒论》中太阳病又分为麻黄汤证（表实证）、桂枝汤证（表虚证）、大青龙汤证（表寒里热证）；阳明病又分白虎汤证（里热证）及三承气汤证（里实证）。

（3）按疾病的病因病机的差异而分不同的证型，如《素问·痹论》谓："其风气胜者为行痹，寒气胜者为痛痹，湿气胜者为着痹。"又如《金匮要略》将肺痿分为虚寒证和虚热证。

古代医家这些辨证分型方法，是从临床实践中予以概括总结的，这种宝贵的经验，迄今仍有临床指导意义。

近代辨证分型的种类不少，概括可分为两类。一是对外感热病，基本上采用以伤寒六经辨证和温病卫气营血辨证结合八纲辨证作为依据来分证型。二是对内伤杂病大多以病因、脏腑、气血和八纲辨证作为依据来分证型。从辨证分型的历史情况及其现状而言，辨证分型对临床上观察疗效、总结经验十分必要。它是在临床实践中通过大量病例资料分析归纳后得出来的，这些证候也概括了大多数病例所存在的共性。每个病例的不同情况，反映于一个病例是个性，但将很多相似情况的病例予以集中观察分析，便可体现为共性，形成一种证型。当然分型只能将大多数病例的共性归纳进去，部分病例的特殊情况不能归纳为一种证型。辨证分型便于探索证治规律，使临床诊治有一定的规范，有利于学术交流，便于初学者掌握，这对提高和发展中医学术是有意义的。

2. 目前辨证分型存在的问题

（1）同一种疾病各家报道的辨证分型不一致，甚至存在一种疾病，数家分型不同的情况。分型不统一，不利于经验交流。

（2）目前的辨证分型缺乏对病情动态变化的反映。各家辨证分型不能将一种疾病发展过程中的各种情况均予归纳、概括，且大多数对证型之间的转化，未能提供详尽的说明。

（3）目前的辨证分型偏重于多数病例的共性，不能将所有病例的不同情况列入各个证型。虽然每种疾病有其一定的基本矛盾，但多数病例临床证候相似，或主证、兼证有所不同，因此，又可从中归纳为几种类型。由于患者体质的强弱、年龄的大小、病邪的轻重、病变的深浅等因素有所不同，有些病例的症状表现出一定的特殊性，就难于列入某个证型。按辨证论治原则，同一疾病对每个患者须根据其病变的不同阶段、具体呈现的症状以及体征的不同，因人因地因时制宜，并提出相应的治法方药。辨证分型的治法方药相对固定，不能完全适合一部分病例的特殊情况。

（4）目前的辨证分型还存在着过简过繁的情况，特别是过繁的分型，并不符合临床实际情况，使临证者不易入门，难以切实掌握有效治法。

例如，五版高等中医院校教材《中医内科学》对"虚劳"一病，以气、血、阴、阳为纲，五脏虚候为目立论，此虽分类清晰，但临床实际并非如此，五脏之间往往相兼为病（如肝肾阴虚、脾肾阳虚等）。这样繁复的分型使得中医院校的学生学习临床各科，不是将着重点放在如何掌握疾病的发展规律以及相应的防治方法上，而是为了应付考试，致力于牢记某病有多少型，影响了其在学习上创造性思维的发挥。

（5）辨证分型受医家个人的影响很大，同一种疾病，不同的医家，辨证论治的角度不同，其处方用药也不一样。

3. 对辨证分型实际应用的几点设想

（1）辨证分型应参照《伤寒论》的方法，要分阶段，在病程发展的各个阶段中按辨证分型立法处方，并在分型治法中，须有必要的加减法。

（2）辨证分型须反映证型的轻重程度和传变情况（目前所分的证型，多数不能反映证候的轻重程度），而有些主诉症状也很难确定其轻重程度。

（3）辨证分型治疗须与辨病治疗相结合（详见第四章）。

第三章　辨病论治

一、基本概念

（一）病

　　有关疾病的含义，古代医家曾进行过一些探讨，但未能有一个完整而确切的定义。清·徐灵胎在《医学源流论》一书中说："凡人之所苦，谓之病。""凡一病必有数症，有病同症异者，有症同病异者，有症与病相同者，有症与病不相同，盖合之则曰病，分之则曰症。"喻嘉言也说："先议病，后议药"。1986年3月中旬，卫生部在京召开中医证候规范学术会议，会上，中医专家和中西医结合专家曾提出一个有关"疾病"概念的定义草案，认为"疾病是在病因作用和正虚邪凑的条件下，体内出现的具有一定发展规律的邪正交争、阴阳失调的全部演变过程，具体表现为若干特定的症状和各阶段相应的证候"。

　　宇宙是一个大天地，人身则是一个小天地，二者息息相关，不可分割。人与周围环境虽有矛盾，但又统一。在正常情况下，二者之间保持着高度的统一与协调，于是人体便可"形气相得"（即人体全身和局部的形质结构与功能活动都保持高度的协调与统一），气血调和，气机的升降出入有条不紊，这就是生理常态或健康的表现。反之，无论任何病因作用于人体，超越人体正气防卫功能和抗拒水平，严重扰乱或破坏人体的动态平衡和协调，使机体陷入"内外相失""邪正交争""形气不得""气血逆乱""阴阳失调"的异常状态，这就属于"疾病"的范畴。

所以，中医学对疾病的看法是从总的方面反映人体机能和形质异常变化的诊断学概念。一个符合实际的疾病名称，一般都是对某种疾病病因、病机、病势在体内运动演化全过程的综合概括。这种过程通常具有相对的独立性和一定的演化发展轨迹，并在其不同的发展阶段中又表现为若干特定的症状和相应的证候。故徐灵胎曾在《医学源流论》一书中提到"症者，病之所见也"。

（二）辨病论治

辨病论治是经过明确诊断，确定疾病名称（中医、西医病名），并通过对疾病发生发展过程的整体认识，针对贯穿疾病过程中的根本矛盾，即共同病因，或共同病机，或共同病理产物进行针对性或特异性论治的治疗法则，从而有别于辨证论治的分型施治。

二、辨病论治的形成和发展

依据人类认识发展史的规律，人们对于客观事物的认识，总是由简单到复杂，由粗略到具体，先有辨病，后有辨证，辨证是在辨病的基础上产生的。

分析汉字的渊源、字形，"疾"字，古写作𤕫。《说文》段玉裁注云："析言之，则病为疾加；浑言之，则疾亦病也。矢能伤人，矢之去甚速，故从矢会意。"究其含义，喻为人被流矢所伤，甚则卧床不起。"病"字，古写作㾓，《说文》云："病，疾加也。"大意是说人失去了正常的健康状态和活动能力，终于不得不像筷子放在桌面上一样，躺在床上。因为"疒"古写为𤕫，这字是直接由古"床"字"牀"再加一横"一"衍化而来。故《说文》谓："疒，倚也，人有疾病也，象依箸之形。"《徐笺》亦云："灏谓疒疑只象卧寝，从爿建类，从一指事。爿即古床字，人有病则卧时多，故疾病字皆用为偏旁，久而遂专其义。"

殷代甲骨文中便出现了"疾"字，并有疾首、疾目、疾耳、疾腹、龋、蛊、疟、疥等有关疾病的文字。《山海经》列有蛊、疫、疠、厥、疾、聋、疥、肿、痛、疽、疣、瘿、风、心痛等38种病名和百余种可以治病的药物，反映了上古先民对疾病已有一定的认识。《周礼·天官冢宰下·疾医》则明确记载了"春时有痟首疾，夏时有痒疥疾，秋时有疟寒疾，冬有咳上气疾"等四时常见疾病。《五十二病方》记载有马不痫、羊不痫、癫疾、蛊、股痈、骨疽等病名，并提出简要的治疗方法（参见第一章"专病通治方的发展源流"）。

在《黄帝内经》一书中，有较多篇章专论各种疾病的病因、症状、病理、诊断、传变、预后和治则等，如《素问》中的"热论""评热病论""疟论""咳论""风论""痹论""痿论""厥论"等等。此外，散见于各卷篇中的病证记述更多，如煎厥、薄厥、阴阳交、风厥、肾风、劳风、肉烁、骨痹、肉苛、脾瘅、胆瘅、风疟、痤、痱、痛、疽等。其所论内容，大多具有较高的学术临床价值，迄今仍有现实参考价值。而其中多数病证名称，一直沿用至今，如痛、疽、疟、痿、痹、厥等。

张仲景《金匮要略》一书，述及中医内科病名达二十条（种），如痉、暍、百合病、狐惑病、阴阳毒、疟、中风、历节、血痹、虚劳、肺痿、肺痈、奔豚气、胸痹、寒疝、积聚、消渴、黄疸、肠痈、浸淫疮、阴狐疝等，总结其命名方式，约有三端：①揭示了疾病发展变化规律，是真正的中医病名，它们不仅有病因病机，还有疾病的发生过程和阶段等发展变化规律。如肺痈因于风热袭肺，经历"风伤皮毛""热伤血脉"的成痈期和"蓄结痈脓"的溃脓期几个阶段。②按主症命名，如呕吐、咳嗽等。严格地说，它们不是病名，而是症状。但其中或两者兼而有之，既是症状，又是病名，如消渴。有些病有消渴症，但它又是消渴病的病名。③以体征命名，如痉，不是病名，而是体征。其中有的体征如黄疸，既是体征名，又是病名。②与③两类病名，主要是起症状（体征）鉴别诊断的作用。

《肘后备急方》亦载述霍乱、疟、癫狂、风瘤、尸疰、鬼疰等病名，且所述治疗方药均较简明扼要。隋·巢元方《诸病源候论》共载述千余种病证名。全书以病为纲，首论诸病之病因病理，次论诸病之表现及辨别要点，并补充了若干地方病、传染病、过敏性疾病等。

明代吴又可主张辨病论治，他说："万物各有所制，在于受无形杂气为病，莫知何物之所致，故勉用汗吐下三法以治，能知以物制物，只须药到，而病自已，不烦君臣佐使加减之劳矣。"此说寓有"一病一药"的思想。

清代喻嘉言在所著《寓意草》中与其门人定议病式，专列"先议病后用药"章目以阐明先识病、后治疗的重要性，指出"治病必先识病，识病然后议药，药者所以胜病者也"。在这个问题上，清代医家徐灵胎之阐论颇有真知灼见，他指出"欲治病者，必先识病之名，能识病名而后求其病之所由生，知其所由生，又当辨其生之因各不同，而病状所由异，然后考其治之之法，一病必有主方，一方必有主药"。

明清医家在温病方面，细分瘟疫、春温、风温、暑温、湿温等病，对温病有了完整的认识。此外，专病专著的编撰也是这一时期的特点，如唐宗海的《血证论》《痢证三字诀》、王孟英的《霍乱论》、熊笏的《中风论》、孔毓礼的《痢疾论》，韩善征的《疟疾论》等。随着医学的发展，内、外、妇、儿、五官等科对疾病的辨析越来越细，内容也益趋充实丰富。

有关辨病论治的具体应用，本书第一章概论"专病通治方的发展源流"一节已有一些介绍，今再稍予补充。

辨病论治发展的前身是专病专药，文献中早有这方面的论述。例如:《黄帝内经》用生铁落饮治狂怒，鸡矢醴治鼓胀，兰草治脾瘅，四乌鲗骨—芦茹丸治血枯，半夏秫米汤治目不瞑（失眠）等，这些方治均具有专病专方的模式。后世诸家，在《黄帝内经》的基础上，结合临床实践，对辨病论治有较多的补充和发展。如在《伤寒论》中，某病以某方"主之"，即为专病专证专方，某病"可与"或"宜"某方，则示人在辨证之下随宜治之之意。《金匮要略》论述三因，以专病专证成篇，题亦揭示"辨病脉证治"，系在专病专证专方专药基础上进行辨证论治的著作。较为显见者如，百合病主以百合剂，黄疸病主以茵陈、矾石剂，热痢主以黄连剂，胸痹主以瓜蒌、薤白剂等。

又如《金匮要略》疟病篇论述疟病证治，将疟病分为瘅疟、温疟、牝疟、疟母四种，较《黄帝内经》之瘅疟、温疟、寒疟等多一"疟母"，是则疟病不但自成一篇，且于寒多热多之外，更明确了"结为癥瘕"的疟母之一类型。就所用方药言，寒疟蜀漆散之用蜀漆（常山苗），疟母鳖甲煎丸之用鳖甲、柴胡，温疟白虎汤之用石膏，皆卓有成效，后世征引沿用者亦甚多。如《肘后备急方》治疟 30 方，计用常山者 14 方;《千金要方》治疟 25 方，用常山（包括蜀漆）者 20 方;《外台秘要》治疟 51 方，用常山者 39 方，蜀漆 10 方；常山之外，尚有鳖甲、乌梅 12 方等。当然，在专方专药的基础上，审察患者的阴阳盛衰表里寒热，也是极为重要和不可缺少的治疗方法，如《外台秘要》之用常山，单味者少，每有随证配伍之例，如配鳖甲以滋阴清热，配附子以扶阳温经，合人参以补益，合黄连、石膏以清热等，使治疗寓有特殊性和整体性。

宋元以后，在疟疾治疗方面，医者以常山有呕吐副作用而多转用鳖甲煎丸或小柴胡汤等柴胡剂。清代叶天士、王孟英等温病学家则又以柴胡劫阴，方治不予选用，但常山、柴胡之临床抗疟作用，已为古人大量文献所证实，药理研究亦支持这一事实。当然，常山、柴胡以外也有不少有效专方专药。如《肘后备急方》治疟用砒石、雄黄，亦颇见效，后人亦多采用，而此种治法之发现亦未尝使柴胡、常山失去其作为治疟有效药物之价值。

再以《金匮要略》蛔虫病篇之证治为例，亦可资说明。如蛔厥之用乌梅丸（乌梅、川椒、干姜、细辛、黄连、黄柏等）。嗣后，明代张介宾《景岳全书》猎虫丸用轻粉、扫虫丸用乌梅，亦系专病方治。文献载述治肠虫病之专方专药相当丰富，如明代李时珍《本草纲目》即汇选有数十方，体现其治法在前人基础上有较大的发展。种类虽多，但无妨其各个皆为专方，其中不少已为今日临床及实验研究所进一步证实，如槟榔、鹤虱、雷丸、贯众、苦楝根皮、使君子、石榴根皮、芜荑、榧实、阿魏、雄黄、枯矾等。

再以黄疸病为例，仲景有汗、下、吐、利小便、清化、和解等治法。但杂病黄疸多不出茵陈、硝石、矾石等药，临床及药理实验均证实其为治黄疸有效药。《金匮要略》有茵陈蒿汤；《千金要方》《外台秘要》《圣济总录》各有茵陈蒿汤加味之不同处方；罗天益《卫生宝鉴》治阳黄用茵陈蒿汤、茵陈五苓散、栀子柏皮汤加茵陈，治阴黄用茵陈四逆汤，以茵陈为主药，辨其阴阳、表里、寒热、虚实，随证加减。至于近年来满天星、金钱草之应用，则又当为专病专药之再发展。

又如，《金匮要略》治下利脓血的热痢用白头翁汤，是已为临床证实之专方，白头翁、黄连为下利脓血之专药。后世专方如《普济方》地榆丸、《仁斋直指方论》香连丸、《脾胃论》东垣升阳除湿汤等。后世专药如马齿苋、鸦胆子、大蒜等。此外，麻风病之用毒蛇、大枫子，既以专药立方，又符合辨证论治原则，都有明显效果。专病专证专方专药与方剂中之"君臣佐使"的主药意义较为接近，且有一定的联系，也就是专病专方与辨证论治相结合的过程。总之，从《金匮要略》等著作中有关杂病的辨证论治来看，其所使用的治疗方法，多为专病专证专方专药与因人、因时、因地而酌情加减药物，使两者互相结合，使立方遣药更为恰当，并提高疗效。

从总体上看，《千金要方》与《外台秘要》在专病专证专方方面有相当明显的发展。如治瘿之用羊靥（羊甲状腺）、海藻、昆布方，治消渴之用地黄剂，治利之用苦参剂，治脚气之用防风杏仁剂，治肝热抽风之龙胆草剂，治夜盲之用羊肝等。因此，原天津中医学院王大鹏教授指出："到唐代孙思邈则以其《千金方》等巨著建树了专方专药治法体系。医史学家说后唐代医风大变就是指专方专药治法的鼎盛。如果说仲景是辨证施治体系的先师，那么孙思邈则是专方专药体系的元勋。"

金代张元素《医学启源》"用药凡例"示人临床辨病论治的大致方向。其曰："凡解利伤风，以防风为君，甘草、白术为佐……凡解利伤寒，以甘草为君，防风、白术为佐……凡水泻，茯苓、白术为君，芍药、甘草佐之……凡诸风，以防风为君，随证加药为佐……凡嗽，以五味子为君，有痰者半夏为佐；喘者阿胶为佐；有热无热，俱用黄芩为佐，但分两多寡不同耳……凡小便不利，黄柏、知母为君，茯苓、泽泻为使……凡下焦有湿，草龙胆、汉防己为君，甘草、芍药为佐，详别证加减……凡诸疮，以黄连为君，甘草、黄芩为佐……疟疾，以柴胡为君，随所发之时，所属之经，分用引经药佐之。"这些用药大法示人以规矩准绳，至今仍有临床现实意义。

综上所述，我们可以发现，在辨证论治这一理论体系逐渐成熟完善的同时，辨病论治这一理论体系也渐成规模。

三、辨病论治的优越性

（一）更多地着眼于疾病的本性和共性，在疾病获得明确诊断的情况下，较易掌握治法并处方

我们知道，临床上所见之各种疾病，其发生、发展、转归、预后、治疗，从整体上看都有其自身特定的规律。有一定的病因，如肺痈为感受风邪热毒；有一定的病理变化，如胸痹病是胸阳不足，痰浊水饮袭滞于胸，以致痰浊壅塞，胸阳郁遏，气滞血瘀，故胸痹而痛；有典型的临床表现，如黄疸病，身目俱黄，小便黄；有针对性的治法和方药，如百合剂治百合病，茵陈剂治黄疸病，常山剂治疟，白头翁剂治湿热痢等。因此说辨病是对疾病全过程的了解，

从中发现疾病的基本矛盾和发展规律，以指导治疗。临床上，辨证只有在辨病的前提下进行，才更有指导性和针对性。离开了辨病而辨证，证由什么疾病所引起，病变在什么部位都含糊不清，治疗也就难以切病，也就缺乏针对性，而影响疗效。甚至有时"证"似缓解，而病的基本矛盾并未解决，而延误病情。如痰饮病是指水液在体内运化输布失常，停积于某些部位，外感寒湿、饮食不节、劳倦过度、阳气亏损是其病因，阳衰阴盛、津液气化失常是其主要病理。根据这一病变机理，治疗上仲景提出"当以温药和之"的原则，借以振奋阳气、开发腠理、通行水道。饮邪壅盛者，又可根据饮邪停积的不同部位，选用发汗、利水、攻逐等法酌情施治。

前已述及，辨证论治这一法则有一定难度（对初学者尤其如此）。而辨病论治在疾病确诊的基础上，每一种疾病有对应的方药，只要疾病的诊断正确，临床较易掌握应用。

（二）对辨证论治存在的某些缺陷有所弥补，如某些在临床上无证可辨或临床证候不够典型的疾病，亦可据病予以施治

例如，无明显症状的 HBsAg 阳性者；隐匿性糖尿病；输卵管阻塞引起的不孕症；慢性肾炎，诸证皆愈，而仍有尿蛋白；泌尿系感染，尿频尿急诸症皆去，尿检时仍有菌

尿、脓尿。这些疾病从传统的诊治方法来看似已"痊愈"，或从辨证论治的角度似已无可施治，但根据检查指标，病人仍需进一步治疗达到根治的目的。古今不少医家根据自己长期的临床实践经验，对这些疾病也摸索出了一套行之有效的方法。如李宝顺主编的《名医名方录》第一辑中记载北京妇产医院中医科主任医师赵松泉的排卵汤（柴胡 6 克、赤芍 10 克、白芍 10 克、鸡血藤 10 克、益母草 10 克、泽兰 10 克、苏木 10 克、刘寄奴 10 克、怀牛膝 10 克、生蒲黄 10 克、女贞子 10 克、覆盆子 10 克、菟丝子 10 克、枸杞子 10 克）治疗卵巢功能失调性不孕症。在第二辑中记载西苑医院主任医师时振声教授使用健脾固肾汤（党参 15 克、茯苓 15 克、白术 10 克、莲子肉 10 克、莲须 10 克、山药 10 克、薏苡仁 10 克、金樱子 15 克、芡实 10 克、百合 15 克、陈皮 10 克、菟丝子 15 克、玉米须 30～60 克）治疗隐匿性肾炎临床检查有蛋白尿而无症状者，效果显著。

四、如何完善辨病论治

目前辨病论治这一诊治疾病的方法还处于不完善的阶段，它的意义还远远没有引起中医界同仁的重视，还存在需要解决的一些问题。

（一）统一和改革中医病名诊断

中医学论著中，记述有大量的病名，如《诸病源候论》卷十二就将黄病分为急黄、黄汗、劳黄、脑黄、阴黄、内黄、癖黄、噤黄、风黄、酒瘅、谷瘅、女劳瘅、黑瘅、湿瘅、胞瘅等二十八候。正因为中医病名数量众多，内容庞杂，也不可避免地会存在一些问题，诸如：

1. 病、症、证的概念混淆

病与证本属不同的概念，但不少病名之下却称为证，反不称病，如郁证、痫证、痿证等，五版《中医内科学》教材此种病名共 11 个，占全部病名的 18.64%。另有以主症（如咳嗽、自汗、盗汗）命名的疾病 28 个，占全部病名的 47.50%。由此可见概念混淆之严重。

2. 一病多名，多病同名

如历节风就有历节、白虎历节、痛风以及鹤膝风、行痹、痛痹等名称。张仲景既将"太阳病，发热汗出，恶风，脉缓者，名为中风"，又认为"当半身不遂，或但臂不遂者"是"中风使然"，后人力求加以区别，故又有真中风、类中风、外中风、内中风、似中风之谓。淋病本指小便滴沥涩痛为主的疾病，古代医学文献却又存在癃、淋混淆的情况，过去亦有将性病称为淋病者（现在淋病仍属性病之一种）。中医所称的"伤寒"，与西医所称的"伤寒"，有显著差别。

3. 病名的内涵与外延不够明确

有些病名由于对其概念、病变范围、主要表现等缺乏明确规定，特别是对病情的演变规律、与相近病种的鉴别等研究和描述，存在一定缺陷，因而对于同一病名，各人理解不一，论证不同，从而造成一些混乱或误解。如"关格"，在《灵枢》中本指阴阳偏盛、不得相荣的病理概念，后来引申为病名，称小便不通为关，呕吐不已为格，小便不通而呕为关格，实即癃闭之类；又有指呕吐而渐见大小便不通为关格者；亦有以大便不通为内关，小便不通名外格，二者俱不通曰关格者。

从上可见，中医病名的混乱情况相当严重，这就势必影响到辨病论治这一方法的正确实施。必须对中医病名加以整理研究，保留内容具体、特异性较强、范围界定较清晰，并在病程、症状方面有其特定规律的疾病的病名，对笼统、含糊的病名，特别是以主要证候命名的病名，予以重新审订划分。可喜的是，已有一些科研单位和专家学者注意到了这个问题，通过多年的努力，已取得了一些阶段性成果。如云南省中医研究所中医疾病专题研究组完成了"中医疾病的整理研究"，并通过了有关鉴定。卫生部组织的《中医证候规范》的研究也取得了较大的进展。这些成果的取得，必将有力促进辨病论治这一方法的完善和发展。

（二）建立病的诊断标准

受客观历史条件的限制，中医对疾病的认识主要是运用人体感觉器官的直接观察，或综合运用四诊的方法，有时难免存在模糊或不够完备之处。中医诊察疾病，多以某一突出的证候或一组突出的症状诊断定名。中医临床工作者有必要吸取现代医学在这方面的一些成果、经验，丰富并完善中医有关"病"的诊断标准，使病的诊断标准化。在未找到公认的现代化客观指标以前，仍以四诊资料作为诊断的依据。诊断标准可分为主要指标和一般指标两部分，主要指标为特异性指标，一般指标为非特异性指标或辅助性指标。前者有决定意义，后者亦能补充和加强诊断的可靠性。举"肺水"为例，可以根据肺为水之上源，主一身之表，外合皮毛，外邪首先犯肺的生理特点，以及病理反应的临床表现制订出肺水的诊断标准：①病程短，发病较快（根据临床实践的观察，可以订出大致时间）；②水肿特点，先起于面目，继则全身、四肢；③有外感证候；④有肺系证候（咳嗽、气喘或咽喉肿痛等）；⑤有其他检查的客观指标等。如中医公认的现代化客观指标，或西医学有关的电解质、酸碱平衡、尿液化验等与此病有规律性联系的检查指标（这一点尚需加强研究，逐步落实）。将①②⑤作为主要指标，③④为一般指标。设想：具备①②⑤点，或具备①②⑤④点，就可以确立"肺水"的病名诊断。如此，辨病论治就有了可行的基础条件。

（三）加强对疾病个性特点的研究

辨证论治是建立在中医学整体观的思想基础之上，自《伤寒论》开辨证论治之先河以来，经历代医家的不断探索和创造性发挥，经过较长历史阶段的实践和总结，使辨证论治成为中医诊断疾病的重要原则和方法，体现了中医学术的特色及其精华。但在一定程度上，却忽视了在辨病方面的深入研究和发展。这是历史发展中形成的弱势，应该努力弥补，加强在病因、诊断、治疗方面对各个具体疾病个性特点的研究。

在病因方面，应突破陈无择的"三因论"（内因、外因、不内外因）和程国彭有关病因"十九字"（风、寒、暑、湿、燥、火、喜、怒、忧、思、悲、恐、惊、阳虚、阴虚、伤食）的病因概括，否则难以全面窥测疾病的本质。晋、唐时期对病因的论述相当丰富、充实，如对疥疮、漆疮、瘿瘤、绦虫病、脚气病、肺痨等，都有明确的认识，较之"六淫""七情"病因说有明显的提高；明、清时期温病学家提出的"戾气"病因，又是一个飞跃。在自然科学日趋发展的今天，中医的病因学说应适当予以充实或更新。如果这个问题不能取得突破与进展，那么针对病源的特异性辨病用药也就成了无本之木、无源之水。

在诊断方面，须适当改变中医病名目前的分类方法，宜作较细的分类，这样有利于诊断和鉴别诊断，亦有利于实施针对性较强的治疗。另外，目前要花大力气解决疾病观察指标的客观化问题，即四诊客观化。这就要求加强和充实中医的检查手段，除了发挥中医的优势，用四诊搜集、分析每个疾病的具体证候特征，加以区别诊断外，还要借助其他自然科学的研究方法和设备，利用现有的科学手段使中医的检查指标客观化。马克思主义认识论告诉我们，理性认识是否正确，首先要看感性材料是否可靠。把脉象、舌象等用客观的方法记录下来，是准确诊断的先决条件之一，有了客观指标，既便于制订统一的诊断标准，又可分级定量，使诊断更细致准确。

在治疗方面，加强对特效方药的研究，组织力量对古代和近代治疗专病的有效偏方、秘方进行实验研究和推广使用，注意针对病源治疗，以探索、实施有针对性和特异性的治疗方法。

第四章　病证合参

一、病证关系

辨病是对疾病全过程的综合辨析、归纳，从中发现疾病的基本矛盾和发展规律，并最后落实到用以指导临床治疗。凡是一种疾病，必然存在一种起决定作用的基本矛盾，它的存在，直接体现于疾病本身；没有疾病的基本矛盾，该疾病的特定本质亦即丧失。而基本矛盾在一种疾病的所有矛盾中具有决定性意义，并贯穿该疾病的全过程。每一种疾病的基本矛盾，均有其特殊性，如此才能将此病与他病从本质上予以区别。

每一种疾病，受其基本矛盾的制约，往往表现出与其他疾病不同的特征。如疟疾的证候特征是：往来寒热，休作有时，一日发或间日发；痢疾的证候特征是：发热，腹痛，大便脓血，里急后重等等。根据不同疾病的不同特征，对不同疾病做出相应的诊断，这就是辨病；根据不同疾病进行不同的相应特异性治疗，这就是辨病论治。

所谓辨证，主要是运用四诊，辨析八纲，审察病机以确定证型，在治疗方面，须斟酌"有是证，用是药"的原则，它着眼于解决疾病发展过程中某一阶段的主要矛盾。所谓主要矛盾，是某一疾病在其发展的一定阶段、一定时期内起主导作用的矛盾。每一种疾病在其自身发展的全过程中会经历几个不同的阶段，各阶段决定于它所包含的主要矛盾。区分疾病发展中的阶段，必须以其主要矛盾为依据。辨证论治就是医者通过辨证分析，着重解决疾病过程中的主要矛盾。

现以伤寒、温病为例，从中医学术临床的角度分析，二者是性质不相同的两类疾病，其病机、证候、治法亦有所不同。伤寒以辛温解表散邪为大法，在治疗过程中除非寒邪纯粹化热需施以甘寒或苦寒外，概以温药治之。至于温病则以辛凉解散表邪为主，病程中可施以苦寒、甘寒、咸寒，或清热解毒，或清气凉血，概以寒凉药治之。可见寒邪伤阳是伤寒病之基本矛盾，热邪伤阴是温热病的基本矛盾，所以中医治疗伤寒用汗法、下法时，无论采用何种方药，固守"发表不远热，攻里不远寒"的原则，以苦寒直折其邪，此系服从于伤寒伤阳的基本矛盾。在治疗温热病时，则"泻阳之有余，实其阴以补其不足"，因而有忌汗、忌利小便等禁则，这是由于温热伤阴的基本矛盾所确定的治则。我们若从伤寒、温病不同阶段方药之应用分析，亦可概见医者在处理疾病发展过程中所呈现之主要证候时，均以遵从或斟酌上述基本矛盾为准则，如伤寒，病在太阳用麻桂；在阳明必待寒邪化热，热结在里始用白虎汤、承气汤，但用承气汤还提出了"下不厌迟"的警语，以防里热不实，下之过早而伤阳更甚；在少阳用小柴胡汤；在三阴则用"四逆辈"等刚药。至于温病，在上焦用银翘散，在中焦用白虎汤、承气汤与之相应，在下焦除寒湿外皆主复脉汤、三甲复脉汤等柔药，以顾护其阴。由此可见，无论伤寒、温病，虽然在疾病的不同阶段，将立方遣药着眼于主要矛盾，但同时又须以不同性质的方药力求遵循或照顾疾病的基本矛盾。

综上所述，辨病论治是针对贯穿整个疾病过程中的基本矛盾，即针对共同的病因、病机，进行论治的治疗法则；而辨证论治是针对疾病在其所处的某一阶段的主要矛盾，出现不同的证候进行论治的治疗法则。两者有着密切的关系。清代徐灵胎说："一病必有数证。如太阳中风，是病也；其恶风、身热、自汗、头痛，是证也。合之而成其为太阳病，此乃太阳病之本证也。"近代一些著名的中医专家都很重视"病"与"证"之间的辩证关系。岳美中教授说："病者本也，体也，证者标也，象也。有病始有证，辨证方能识病，识病后方可论治。"赵锡武教授说："有病而后有证状，病者为本为体，证者为末为象，病不变而证常变，病有定而证无定，故辨证不能离开病之本质。"印会河教授说："辨证是基础,辨病是方向。""只有认识了病,才是抓到疾病的本质。"金寿山教授也指出辨证论治的枢机是病为纲,证为目。由此可见,辨证是辨病的基础,辨病是辨证的深化,辨病是认识疾病的高级阶段。

二、病证合参运用的概况

如前所述,辨证论治和辨病论治各有自己的优越性及局限性。我们在临床上克服这一点的重要方法就是"辨证和辨病相结合",先辨病,再辨证,然后考虑治疗。前人在这方面已为我们树立了一些规范。

举例而言,《黄帝内经》有关疾病的诊断,就非常注重辨病辨证的有机结合,以病为纲,以证为目,又往往不是孤立地辨病、辨证。如《灵枢·周痹》篇首先对所谓"众痹"与"周痹"进行了辨别,认为痛有定处、时发时止、左右交替而不周流全身的称"众痹",若疼痛周遍全身而不是左右交替发作的则称"周痹",体现了辨病的特色。接着又说,对于周痹"必先切循其下之六经,视其虚实",这显然是辨其经络之病位及其虚实之病性,则又突出了辨证的内容。

又如《灵枢·厥病》篇将由于厥气上逆所致的"厥头痛"分之为九候,即根据其不同的兼症而辨别其不同的病位、病因与病性,如认为头痛连及项、腰脊,是足太阳经气上逆的表现，故当先取本经之天柱穴，后取其他腧穴；头痛甚而耳前后脉络涌盛，并有热感者，是足少阳胆经邪热上逆，当先泻其脉络之血，然后取足少阳经之腧穴以治之。这就是在诊断为"厥头痛"病的前提下，进行辨证处理，亦即后世对头痛进行分经论治的早期依据。

《伤寒杂病论》一书是辨证和辨病相结合的典范，这主要体现于：

（1）全书以"辨……病脉证治"名篇，说明辨证就是要辨识某一疾病的证候，辨证的目的在于认识疾病，治疗疾病。所辨之证，系指某一具体疾病的证候。（2）作者张仲景对有关病证所论诊治方法又各有侧重，如对腹满、呕吐、下利、黄疸等即侧重于证，对百合病、阴阳毒等则侧重于病，而对痉病、疟病则又病证兼顾。例如《金匮要略》对百合病的诊治，有如现代医学的诊治规范，先拟定诊断标准，列述基本治法、特效方药，以及因病程不同的对症选方用药，亦即患者只要具备口苦、溲赤、脉微数三大主症，或兼见精神、行为、饮食等方面的失调证候，即可诊断为此病。根据上述证候，百合病的基本病机为心肺阴虚内热，其基本治法当为养心肺而退虚热。一方面又据病的自然进展及其因诸种误治造成的有关变化详列七首治方（百合地黄汤、百合洗方、瓜蒌牡蛎散、百合滑石散、百合知母汤、滑石代赭汤、百合鸡子黄汤），这也体现了张仲景将辨病论治与辨证论治有机地熔于一炉的诊治思路。

因此，我们可以说，重视辨病，辨病分证，先后有序，是仲景的诊断模式，以病为纲，以证为目，病证结合，是仲景的治疗思想。辨病是对疾病过程的纵向认识，有助于在一般情况下对疾病运用常法进行治疗，但单纯辨病缺乏对具体情况进行具体分析；辨证则是对疾病发展过程中其一阶段横断面的认识。但单纯辨证，会使立法用药缺乏原则性，而形成被动用药。因此，病证结合、辨病分证，对辨证论治有整体指导意义，并可减少盲目性。

宋代朱肱在阅习《伤寒论》的基础上首次提出"先识病后识证"之说，并在其所著《南阳活人书》中指出病有"伤寒、伤风、热病、中暑、温病、温疟、风温、温疫、中湿、湿温、痓病、温毒之分"，虽均为外感之疾，但不可混同，要学会识别，否则"不得其名，妄加治疗，往往中暑乃作热病，治之后用温药；湿温乃作风温，治之复加发汗。名实混淆，是非纷乱，性命之寄，危于风烛"。并谓："因名识病，因病识证，如暗得明，胸中晓然，而处病不差矣。"朱氏所论，表述了临床治疗既要认识病，更须精于辨证。医生能掌握识病辨证，处方用药才能有的放矢，才能提高疗效。

又如后世温病学家治疗温热病，除根据患者临床所表现的种种特殊证候确认温热病外，并严格遵循卫、气、营、血的辨证纲领，在温病辨证中，重视"卫之后方言气，营之后方言血"等学术理论，这也体现了辨证和辨病的有机结合。

近代一些著名中医专家也赞成辨证论治和辨病论治的结合应用，如岳美中教授在《论专方》一文中说："余谓中医治病，必须辨证论治与专方专药相结合，对于有确实疗效的专方专药必须引起高度重视……六经皆有主证主方。如桂枝证、白虎证、承气证等。此皆有是证即用是药，故一证有一证之专方。又如《金匮要略》中百合病，尽管见证不同，而有百合知母汤、百合地黄汤、百合鸡子黄汤、滑石代赭汤之异，但都以百合剂为专方；阴阳毒以升麻鳖甲汤为专方，血痹以黄芪桂枝五物汤为专方，此皆有是病即用是药，故一病有一病之专方。这种专方专药与辨证论治相结合的治疗方法，正是中医学的根本所在，否则不能辨病，焉能识证，不能用方，焉能施治。"又说："我们体会到若能不停留于辨认证候，还进而辨病、辨病名（中医病名和西医病名），论治注意古今专方专药的结合应用，一定效果更好；同时，也只是在此情况下，因人因时因地制方的作用才更有治疗价值。"郭子光教授说："病证结合，使中医学术的确定性更高了，针对性更强了，必能促进中医疗效的提高，是中医学术进步与发展的标志。"郑家本教授说："临床不辨病，只辨证，医者胸中无全局观念，则辨证也将是漫无边际，顺逆吉凶，难以预测，特别是对疾病有效专方专药也无法选用。"但同时又说："由于病处于'静态'，而证处于相对的'动态'之中，只有通过辨证才能抓住某阶段的主要矛盾，论治才有依据。"

在李宝顺主编的《名医名方录》一书中可以看到，现代很多著名医家，如姜春华、陈可冀、印会河、朱良春、祝谌予、余瀛鳌、陈树森、班秀文、汪履秋、黎炳南等，均主张辨证和辨病结合运用。

余瀛鳌先生主张辨病（包括中医病名、西医病名）与辨证论治相结合。对于若干常见病、多发病，着意于探求删繁就简的证治规律，反对过于繁复的病证分型。认为分型过细，读者不易掌握，也并不符合实际情况，更不利于国际间学术交流。多年来，余先生致力于若干疾病的通治方研究，力求拟订切合疾病之基本病理、病机和便于推广的专病通治方。于诊疗时，将某些疾病的不同临床表现，用"通治方"加减法体现施治中的"同中之异"，便于学习推广，有利于国内外医学交流，也较易寻找一些疾病的证治规律。

姜春华先生认为"既要为病寻药，又不废辨证论治，为医者须识病辨证，才能做到辨病与辨证结合"。在对哮喘、肾炎、肝病、心脏病等顽疾的研究中，既注重辨证论治，又验证、挖掘民间单验方。如用黑大豆、爵床治疗肾病，用天浆壳、南天竹子治疗咳嗽，用佛耳草、碧桃干截喘等。姜氏认为，临证治病若善用针对性强的对病药，则证可不发展，因而于七十年代初提出了独创的"截断扭转"学术观点。其主要精神是：抓紧早期治疗，快速控制疾病，研究掌握中医治病的特效方药，掌握辨证规律，必要时可以先证而治，迎头痛击病邪，使疾病早期治愈。将本法应用于内科疾病，如用"截咳方"（百部、马勃、南天竹子、天浆壳）治咳嗽；用头痛方（川芎、白芷、细辛、蔓荆子、全蝎）治疗血管神经性头痛，结合辨证加减运用，疗效倍增。

陈树森先生也致力于辨病与辨证的有机结合，以慢性胆囊炎为例，常表现为肝郁气滞，由于胆汁通畅对慢性炎症消退有利，因此，在舒肝理气药中加利胆药如蒲公英、金钱草、广郁金、姜黄、茵陈之类则更有效。如果单从肝郁气滞辨证论治，胆囊炎所用处方与胃溃疡大致相同，缺乏良效，二者辨证虽同，辨病则异，故治疗不同。辨病与辨证有机结合既照顾了证的共性，也兼顾了病的特殊性。

陈可冀先生主张辨证论治与专病专方相结合。认为徐灵胎关于"一病必有一主方，一方必有一主药"的经验是切合实际的，主张既要注意讲究辨证论治的整体性精髓，也要切中病损的关键，立方遣药，以提高疗效，并以此治疗不少顽症获良好效果。

时振声先生提出病有其特殊性，而证则具有一般性，相同的证在不同的病中不一定完全相同，要找出它的相异点（宏观及微观的），即在一般之中求特殊以加强治疗的针对性，提高临床疗效。

汪履秋先生认为辨证论治是中医的一大法宝，临床必须坚持以辨证为主，但若适当结合辨病，则能提高疗效。如治疗红斑狼疮常加入青风藤、雷公藤，治疗糖尿病每配用地锦草、地骨皮、白僵蚕、花粉等降糖药。

黎炳南先生主张专病专方，依据辨证化裁。他认为目前将一病分为几型，而每型之代表方药常通用于数病，有泛而不专之弊。主张对部分疾病可把握其病机肯綮，融汇主要治法，选取效药，组制一二个基本方，其有别于分"型"治疗，所重乃以"病"为纲。对小儿厌食、肺炎、哮喘、久泻、久咳、百日咳，运用自制基本方施治，疗效甚佳。

三、病证合参的具体应用

目前，尚未能对所有疾病实施专病专方专药治疗，那么，临床上应如何做到辨证论治与辨病论治相结合呢？林志南先生认为从现实出发，单纯依靠辨病论治或辨证论治来通治所有疾病均难达到理想的效果，只能根据对各种疾病不同研究成果（包括文献、临床和实验研究）的分析分别采取不同的方法，有机地把辨病论治和辨证论治予以结合，这才是较有效和可靠的措施。因此，他提出如下一些具体做法：

（一）专病专方专药与辨证（症）用药相结合

用某些方药治疗某些已明确诊断的疾病，已被确证是切实有效的，对这些疾病，可采用此法进行治疗。

如邓铁涛教授创专方"软肝煎"（太子参、白术、楮实子、川萆薢、云苓、菟丝子、土鳖虫、甘草、丹参、鳖甲）治疗肝硬化，据症略予加减，颇具良效。其加减法：酒精中毒性肝硬化，加葛花；肝炎后肝硬化，加黄皮树叶；门脉性肝硬化，若硬化较甚，加炒山甲；牙龈出血者，加紫珠草，或仙鹤草；阴虚者，去川萆薢，加怀山药、石斛。

孟澍江教授创专方"头痛舒煎剂"（生石膏、细辛、炙全蝎、白僵蚕、生白附子、石决明、制南星、红花、明天麻、甘草、川芎、吴茱萸）治血管神经性头痛。湿热偏甚、舌苔黄厚者，加川黄连、夏枯草；痰湿重、苔白厚者，加制半夏、茯苓；风阳妄动，伴见眩晕者，加白蒺藜、珍珠母；呕吐者，加煅赭石、生姜；气虚加黄芪、太子参；血虚者，加白芍；病久瘀甚者，加丹参、赤芍；前额痛，加白芷；后头痛甚，加羌活；左侧痛甚，加柴胡、连翘；右侧痛甚,加白芍;眉棱骨痛,加藁本〔李宝顺.名医名方录北京:华艺出版社,1990〕。

(二)专证专方专药与辨病(症)用药相结合

对于某些已明确诊断的疾病,临床可以概括为几种典型证型者,可采用此法。目前临床上有以中医病名辨证分型,也有以西医病名辨证分型者。

专证专方与辨病用药相结合:例如流行性感冒,临床上多分为风寒与风热两大类型辨证治疗,风寒感冒多以荆防败毒散等方作为专方,风热感冒多以银翘散等方用作专方。又根据流感系流感病毒引起这个原因,治疗中每加入板蓝根、贯众、鱼腥草、黄芩等抑制病毒的药物,这样可以提高疗效,缩短病程。同样,在治疗糖尿病和高血压时,也是在辨证分型专证专方的基础上,常配用黄芪、怀山药、苍术、元参、花粉、生地黄以降尿糖、血糖,配用夏枯草、青葙子、苦丁茶等以降血压。

专证专方与辨症用药相结合:此法系在辨证分型确定专证专方后,再根据临床上出现的个别症状稍予加减,以便方药更为切证。如田德禄治疗急性病毒性肝炎,将该病分为热重于湿和湿重于热两大证型。热重于湿者给予专证专方肝炎一号(茵陈、黄芩、连翘、大黄、板蓝根、青皮、焦三仙、丹参、陈皮、车前草);湿重于热者给予专证专方肝炎二号（茵陈、云苓、白蔻、藿香、厚朴、泽泻、连翘、板蓝根、六一散）。其辨证加减：寒热往来加柴胡；口苦胁痛加柴胡、郁金、赤芍；头晕加夏枯草；腹胀加腹皮；大便稀溏减大黄。治疗120例，治愈率高达97.6%。

此外，临床有以抓主症的方法进行分型者，这是一种新方法，值得重视。印会河教授对此研究多年，颇有心得。在治疗呼吸系统疾病时，他抓住"痰"这一主症，仅以痰的色、量、质、味不同，进行专症专方治疗。在治疗泌尿系感染时，分为肾盂、膀胱、尿道三型。病在肾盂、输尿管者以腰痛为主症，治用济生肾气丸；病在膀胱者以少腹急痛、尿频或不禁为主症，治用导赤散合当归贝母苦参丸；病在尿道者，以排尿时热痛为主症，治用八正散。在以上分型专方的基础上，又配合辨病用药，每加北柴胡、五味子以抑制泌尿系的大肠杆菌。他认为这种方法对提高疗效颇有助益。主症是证型中必然出现、最为突出的症状，抓住主症，即是抓住主要矛盾的主要方面，如能不断积累，熟练应用，对于提高辨治水平定有裨益。

（三）传统的中医辨病论治与辨证论治相结合

某些中医病名，尚难以现代医学病名予以表述，甚至"无病可辨"，如郁证、虚劳、经络病等；或是某些疾病诊断未能明确，原因待查；或是用以上两法治疗效果不显时，均可采用本法。

例如，一些原因不明的腹泻，大便镜检与培养均为阴性，采用胃肠钡餐透视或钡剂灌肠检查，亦未发现异常，而从中医辨证的角度，却明显是脾胃虚弱或脾胃阳虚，分别选用参苓白术散或附子理中汤等方加减，使之振奋脾胃阳气而止泻。又如某些原因不明的低热（多为37.5℃~38℃左右），各种检查均未能确诊，西医往往在病案记录中，标以"低热待查"字样。按中医辨证，可根据季节、地区、个人体质、临床表现，分为暑湿、气虚、阴虚等，分别采用清暑化湿、甘温除热、滋阴清热等法，常可获得较好疗效。由此也可说明现代医学对于"病"的认识存在一定的局限性。

天津中医学院王大鹏说："辨证施治与专方专药相结合可以根据不同的病种特点采取不同的方式。有些病种可以采取辨证组方加专方专药，这类病的分型通常比较复杂，型证之间的区别较大，比如胃痛、眩晕、咳嗽、心悸等；有些病种可以采取专方专药随证加减的形式，这类病的共性较明显，型证较单纯，比如腰腿痛、噎膈、鼓胀、癫痫、偏头痛等。在服药方法上，也可以将辨证施治方与专方专药分开来服用。"这个见解在一定程度上阐释了前述治疗学的含义。

综上所述，辨证论治和辨病论治是中医学中既有联系又有区别的两种治法体系。而且辨证论治中经常含有对症治疗、局部治疗、针对性疗法的意义；辨病论治的随证加减也体现了辨证论治的因素，所以二者在临床中一定能进一步有机结合。如能取长补短、融会贯通，在实践中不断地研究总结，加以提高，将会促进中西医结合，推动中医现代化的发展。

四、病证合参应注意的问题

（一）辨证和辨病相结合，与单纯以西医观点运用中药不可同日而语，是有明显区别的

例如，某医院在治疗肠伤寒时，每剂黄连的用量达数两，理由是黄连有抗菌作用，大剂量用以杀灭伤寒杆菌，当然，这与中医使用黄连的传统剂量以及合理用药的精神均不相符。又如使用大剂量甘草是为了利用它的类肾上腺皮质激素的作用，我们并不反对在需要时这样使用，但这不是辨证与辨病的有机结合，这仅仅是中药西用。

（二）辨病的运用，不能离开辨证，更不能与辨证背道而驰

如急性传染性肝炎，中医辨证多属肝胆湿热蕴蒸，治以清利湿热为主，若简单地从西医辨病观点出发，肝细胞

病变多吃糖能增加肝糖元，而任意给患者补充多量糖类，其结果往往造成助湿生热。在这种情况下，我们观察到患者的舌苔往往转为厚腻或黄腻，从而使病程迁延。因此我们对湿热黄疸患者，须在辨舌、辨证无明显湿邪的情况下，才容许患者适量进食高糖食物。

第五章　专病通治方医案选按

　　有关专病通治方的临床应用，中医医案著作中有丰富的载述。如明代江瓘《名医类案》，清代魏之琇《续名医类案》，清代程文囿《杏轩医案》，清代俞震《古今医案》，以及近代的《全国名医验案类编》《清代名医医案精华》等，都程度不等地记载有古今医家成功运用专病通治方的经验，现代期刊中类似的介绍更是多不胜数。本章选摘其中若干病证案例，略加评按，以资参考。

感　冒

　　曾公谈录，荆芥穗为末，以酒调下二三钱，凡中风者服之立愈，前后甚验。是时顺儿疾已革，以酒滴水中调服之，立定，真再生也。(《名医类案》卷一)

　　按：荆芥功能解表祛风，"凡中风者服之立愈"，显系风邪在表而言，非指中风偏瘫、言謇等病证。

盗　汗

　　李某某，男，22岁，成都军区某部干部。患者于一年

096

前不明原因的出现夜间入睡后通身出汗现象，醒来全身湿透。如此一夜之间连续更换三四次衣被，均被湿透，先后在成都、重庆两地多处医院检查，未查出病因。服中药、西药一年多，始终未能控制症状。此后，逐渐四肢乏力、头昏耳鸣、腰部胀痛、夜间梦遗、自汗、记忆力显著下降，而于 1974 年 7 月 6 日门诊就医。

查体：面色苍白，消瘦，脉沉细弦，舌质红无苔，其他（—）。脉证合参为：阴虚盗汗的基础上又出现阴阳俱虚。方用当归六黄汤加制附片 12 克。服药 4 剂，盗汗停止，诸症改善。随后，用上方与三才封髓丹化裁，服 6 剂后，诸症消失，体征恢复正常而痊愈。观察一年未见复发。〔乔玉川. 难症萃方中药治疗 48 例盗汗症的体会. 重庆：科学技术文献出版社重庆分社，1984.〕

按：作者治盗汗以当归六黄汤（当归 30 克，黄芪 30 克，黄柏 15 克，黄芩 15 克，黄连 12 克，生地黄 30 克，熟地黄 30 克，另常规加浮小麦 30 克）并随症化裁，48 例患者经服药后，全部获得治愈。其中服药 4 ～ 6 剂痊愈者 26 例，服药 8 ～ 12 剂痊愈者 22 例。当归六黄汤原为金代李杲《兰室秘藏》方，堪称是治盗汗名方。功能滋阴清热、固表敛汗，对阴虚有火而盗汗者尤宜。

衄 血

张杲在汝州，因出验尸，有保正赵温不诣尸所，问之即云：衄血已数斗。昏困欲绝，张使人扶掖至，鼻血如檐滴。张谓治血莫如生地黄，遣人觅之，得十余斤，不暇取汁，因使生服，渐及三四斤，又以其滓塞鼻，须臾血定。又癸末娣病吐血，有医者教用生地黄自然汁煮服，日服数升，三日而愈。有一婢半年不月，见釜中余汁，辄饮数杯，寻即通利。其效如此。（《名医类案》卷八）

按：生地黄（或汁）治吐血、衄血，屡见方书，如《千金要方》卷十二治吐血方和《千金翼方》卷十八生地黄汤治衄血即是。考生地黄凉血止血，用于血热妄行的吐血、衄血、尿血、便血、崩漏下血均有良效。

蔡子渥传云，同官无锡监酒赵无疵，其兄衄血甚已，死入殓，血尚未止。（琇按：血未止则生气犹存）一道人过之，闻其家哭，询之。道云，是曾服丹药或烧炼药，予药之，当即活。探囊出药半钱匕，吹入鼻中立止，得活。乃栀子烧存性末之。（《名医类案》卷八）

按：栀子泻火除烦、清热利湿、凉血解毒，研末吹鼻治衄血，药简效验。

便 血

王庭，王府长史也。病大便下血，势颇危殆，一日昏聩中，闻有人云：眼药误矣，吃小水好。庭倍之，饮小水一碗顿甦，逐日饮之而愈。(《名医类案》卷八)

按：小水即小便，健康人小便作药用，古已有之，但以童便为佳。功能滋阴降火、止血消瘀，故于大便下血之证有效。

不 寐

王某，女，47 岁。初诊日期：1988 年 6 月 20 日。主诉：失眠多梦二年余，近一月加重。伴有心烦意乱，五心烦热，头晕目眩，乏力健忘，尿少自汗，腰酸腿软。既往有慢性肾炎史。检查：舌暗淡、尖微红、苔白根部微腻，脉细滑数尺弱，尿常规（－）。处方：白僵蚕 10 克，姜黄 6 克，天竺黄 3 克，蝉衣 6 克，合欢皮、合欢花各 10 克，远志 10 克，酸枣仁 20 克，夜交藤 15 克，龙胆草 6 克，栀子 6 克，柴胡 10 克，黄芩 12 克，甘草 3 克。三剂。1988 年 6 月 23 日复诊，睡眠转佳，余症缓解，继服上方七剂而愈。[李宇航 . 失眠验方僵蚕二黄散 . 中医杂志，1989，(8)：25.]

按：僵蚕二黄散由白僵蚕 10 克、姜黄 6 克、天竺黄

3 克、蝉衣 6 克、远志 10 克、合欢 15 克组成，乃杨栗山《伤寒温疫条辨》升降散化裁而成。功能解郁化痰，调畅气机。作者治疗 30 余例失眠患者，有效率达百分之九十以上。

脏 躁

长林胡某，延诊妇病，据述证经半载，外无寒热，饮食月事如常，惟时时悲泣，劝之不止。询其何故，伊不自知。延医多人，有云抑郁，用逍遥散者，有云痰火，用温胆汤者，药俱不效。又疑邪祟，镶祷无灵，咸称怪证，恳为诊治。视毕出语某曰：易治耳，立方药用甘草小麦大枣。某问病名及用药方法，予曰，病名脏躁，方乃甘麦大枣汤，详载《金匮玉函》中，未见是书，不识病名，焉知治法，宜乎目为怪证也。某曰：适承指教，足见高明，但拙荆病久，诸治无功，尊方药只三味，且皆平淡，未卜果能去疾否？予曰：此仲圣祖方，神化莫测，必效无疑。服之果验。（《杏轩医案》）

按：甘麦大枣汤治脏躁，源于《金匮要略》，药虽三味，貌似平淡，如辨证精确，其效亦著。方中重用小麦养心气，甘草、大枣以缓急迫，脏安而病自除，三药配合，功能养心、泻火、补虚。

痫 证

之一：补心宁志丸治痫证。天竺黄另研如面五钱，沉香另研如面三钱，天冬去心酒洗蒸二两，白芍酒炒三两，白茯神去心四两，远志肉、甘草汁浸蒸二两，麦冬二两，炙甘草六钱，旋覆花一两五钱，真苏子研一两，香附醋浸晒干，童便拌瓦上炒三两，半夏姜汁拌，以明矾末少许同浸二两，皂角荚去黑皮，酥炒去子，取末二两和匀，怀山药粉糊丸如豌豆大，朱砂一两为衣。每服三钱，用竹沥点汤下。(《续名医类案》卷二十一)

按：痰浊不化、心神不宁为痫证的主要病机，故方中以天竺黄、半夏、皂角荚、竹沥豁痰开窍，旋覆花、苏子降气消痰，白茯神、远志、朱砂、白芍镇心安神，香附、沉香疏肝理气。痫证日久，正气必虚，故佐以麦冬、天冬、童便、炙甘草滋阴，怀山药补益肝肾，合而为攻补兼施之剂，不失为药性较为平和、切于病机之痫证通治方。

之二：振兄乃郎，出胎两月，突然肢搐目斜，逾时乃定，乳食知常，以为偶然，次日又发。幼科作胎惊治，药用疏风镇惊不应，发经数日，俱在巳午时候。予视之曰，此非胎惊，乃胎痫也。振兄云：胎惊则尝闻之矣，胎痫之名，请问出于何典？予曰：名出《内经》，帝曰：人生而有癫疾者，病名曰何，安所得之？岐伯曰：名为胎病，此得之在母腹中时，其母有所大惊，故令子发为癫疾也。注云癫痫也。夫惊之搐搦无定，痫之发作有时。大人之痫疾亦然，惟其发作有时，故较惊稍轻耳。爰用茯神、远志、麦冬、丹参、甘草、白芍、菊花、钩藤、桑寄生以安神定志、养肝息风，少入橘红、半夏曲以涤扰心之痰涎。盖痰由母腹受惊而得，病在心肝二脏，神安风息，其疾自平，妄行疏散，则风益动，襁褓胃气薄弱，金石镇坠，尤非所宜。服药其发渐轻，未几而定。后见数儿证同，皆照此法治愈。（《杏轩医案》）

按：《黄帝内经》明确指出了先天因素（如孕妇受惊）在癫痫发病中的作用。此案以安神定志、养肝息风、涤痰为治则，立方遣药的通治含义跃然纸上。

之三：曾某某，男，23岁，山西省侯马市铁道部工人。1986年12月12日初诊。近三年来，多于晚上发生四肢抽搐、意识丧失、牙关紧闭、口吐白沫、两目上吊，持续15～30分钟，每隔10～15天发作一次，曾先后服用丙戊酸钠、苯妥英钠等药，未能控制发作，经内科及神经科检查未见阳性体征，脑电图检查示广泛中度异常脑电图，诊断为癫痫大发作。本院接诊后，停用丙戊酸钠等药，改用镇痫灵片，每日服2次，早服2片，晚服3片；外用镇痫灵脐贴膏，3 日换 1 次。自用药第 3 日起，则未再见发作，继续用药 6 个月，1 年后复查脑电图为正常脑电图，随访 3 年未见发作。［王天才. 中药镇痫灵治疗癫痫病 239 例临床疗效观察. 中医杂志，1992，（4）：32.］

按：作者用上述方法治疗癫痫病 239 例，结果：显效 157 例，占 65.7%；有效 71 例，占 29.7%；效差 4 例，占 1.7%；无效 7 例，占 2.9%。本组病例治疗后无病情加重者，总有效率为 95.4%，其中癫痫大发作的疗效最好，总有效率达 97.2%。其具体治法为内服镇痫灵基础方：桃花蕊、黄花败酱、缬草、丹参、水牛角浓缩粉、珍珠层粉、羚羊角粉、地龙、紫河车、冰片等。将以上药物提取物浓缩烘干，加黏合剂压片。每片重 0.45 克，口服 1 日 2 次，每次 1～3 片，儿童酌减，治疗中可根据病情酌情增量。治疗 1 个月为 1 疗程，至少服药 6 个疗程，疗程间服药不间断。外用镇痫灵脐贴膏基础方：桃花蕊、黄芫花、胆南星、白僵蚕、丹参、马钱子、天仙子、青阳参等。将以上药物放入香油中文火煎枯，过滤去渣，再熬油至滴水成珠，下黄丹搅匀，待冷却摊于牛皮纸上即成。将膏药贴敷神阙穴上，每 3 天换 1 次，贴敷 1 个月为 1 疗程，至少用药 6 个月。

泄 泻

李某，男，63岁，工人。反复泄泻2年，确诊为溃疡性结肠炎。近3个月来加重，便泄日四五次，腹鸣隐痛，食少形瘦，无力。舌苔薄黄，脉细弱。粪检：有黏液、脓细胞和红细胞。证属久泻脾虚，肠中有湿热。用内服方每日1剂，同时用灌肠方。3次后大便能保留10个小时，便次及黏冻减少。第7日大便色黄，1日2次，纳增。连续用药1个月，症状消失，大便正常，粪检阴性。随访3年，大便正常，体重增加。[徐景藩.治泻方.中医杂志,1989,(8):44.]

按：作者所说内服方为：党参10克，山药15克，焦冬术10克，黄连2克，煨木香6克，赤芍、白芍各10克，补骨脂10克，苦参6克，桔梗6克，仙鹤草24克。灌肠方为：地榆30克，石菖蒲15克，白及10克。具体用法：内服方每日1剂，每剂煎2次，各煎成约200毫升，分两次温服。灌肠方浓煎成50毫升，趁热调入锡类散0.9克，和匀。灌肠方需于晚8时大便后灌肠，低压，肛管插入不少于15厘米，温度保持50℃。灌完后，腿伸直，臀部垫高10厘米，左侧卧5分钟，平卧5分钟，右侧卧5分钟，然后平卧入睡。要求保留在肠中达8小时以上。

脱　肛

一男子脾胃素弱，或因房劳，或因劳倦，肛门即下，肿闷痛甚，用补中益气加麦冬、五味兼六味丸而愈。(《名医类案》卷八)

按：补中益气汤升举阳气，脱肛患者用之多有效，为内服治疗脱肛之通治方。此案患者在房劳后亦易诱发，故兼用麦、味、六味丸以补肾。

痢　疾

洛阳一女子，年十七，耽饮无度，多食蟹，蓄毒在脏，日夜二三十次，大便与脓血杂下，大肠与肛门痛不堪任，医以止血痢药，不效。又以肠风药则益甚，盖肠风则有血而无脓。如此已半年余，气血渐弱，食渐减，肌肉渐消。稍服热药则腹愈痛，血愈下；稍服凉药则泄注气羸，粥食愈减；服温平药则病不知。将期多，医告术穷，待毙而已。或教服人参散，病家不敢主，谩试之，一服知，二服减，三服脓血皆定，不十服而愈。延求其方云：治大肠风虚，饮酒过度，挟热下痢脓血疼痛，多日不瘥，樗根白皮、人参各二两为末（可通治痢疾），二钱匕，空心温酒调下。不饮酒，以温米饮下，忌油腻、湿面、青菜、果子、甜物、

鸡、鱼、蒜等。(《名医类案》卷八)

按：案中谓樗根白皮（即椿根皮）、人参可通治痢疾，从药性分析，樗根白皮清热燥湿、涩肠，于痢疾颇适。因病者血痢日久"气血渐弱"，故加人参以补脾益肺。

刘禹锡《传信方》云：予曾苦赤白下痢，诸药服遍，久不瘥（惟久痢故可用后方），转为白脓，令狐将军传方，用诃黎勒三枚，两炮一生，并取皮末之，以沸浆水一合服之。若止水痢，加一钱匕甘草末；若微有脓血及血多，加三七，亦加甘草。(《续名医类案》卷八)

按：诃黎勒（诃子）性味苦、酸、涩，功能涩肠止泻，颇适合久泻、久痢不止，邪气已衰而滑泄不固之证。水痢，加甘草健脾和中；脓血及血多，加三七活血祛瘀。

高鼓蜂治朱殿臣病痢，日逾百余次，身发热，饮食不进，所用皆槟榔、大黄之属。高曰：此破气利血药也，治滞下当调气不当破气，当和血不当利血，以当归、白芍、生地、黄芩、木香等数大剂饮之，三日而愈。(《续名医类案》卷八)

按：案中云："治滞下（痢疾）当调气不当破气，当和血不当利血"，系据刘河间"调气则后重自除，行血则便脓自愈"说，结合学术理论的进一步阐述。本方仿芍药汤方意，以芍药、当归和营治脓血，木香行气以除后重，黄芩、生地清热凉血解毒，其方药配伍较切合痢疾病机。

聂久吾曰：痢为险恶之症，生死攸关，然古今治法，多罕十全。予以经验既多，渐悟病机，乃自制此方，所向辄效，遂刊布广施，全活甚众。第服者药须地道，尤不可任意加减耳。方用川黄连、条芩、生白芍、山楂肉各五钱，陈枳壳（炒）、槟榔、厚朴（姜汁炒）、青皮各八分，当归、甘草、地榆各五分，红花（酒洗）三分，南木香二分，桃仁泥一钱，水二碗，煎一碗，空心温服，渣再煎。

此方或红或白，或红白相兼，里急后重，身热腹痛者俱可服。其有便纯血，便如尘水，大孔如竹筒等恶症，古谓不治者，急服此亦可救，但迟缓则毒坏脏腑为难救耳。其有噤口者，毒在胃口也，此药煎一剂，分五六次缓缓服之，令胃口毒气渐开。服完一剂后，不惟药可进而饮食亦可进矣，不必另用他药也。单白无红者，去地榆、桃仁，加去白陈皮四分，木香用三分。滞涩甚者，加酒炒大黄二钱，服一二剂仍除之。此方用之于三五日神效，旬日内外亦效，惟半月外则当加减如后：黄连、条芩、白芍（三味生用各四分，酒炒各六分），山楂肉一钱，厚朴、陈皮、青皮、槟榔各四分，甘草生熟各一分半，地榆（醋炒）、当归各五分，桃仁泥六分，红花六分，木香二分。如延至月余，觉脾胃虚滑者，则用酒炒芩连白芍各六分，陈皮、厚朴、木香各三分，醋炒地榆四分，红花二分，当归、人参、白术、熟甘草各五分。

以上方法，用无不效。间有不效者，必其初投参术等补剂太早，补涩邪热在内，久而正气已虚，邪气犹盛，欲补而涩之则助邪，欲清而疏之则愈滑，遂致不救。予尝治一公子，一仕宦，皆早投温补，不可挽回，故表而出之，以戒后人。（《续名医类案》卷八）

按：此案虽长，但诊疗思路明晰。即以川黄连、条芩、生白芍、山楂肉、陈枳壳、槟榔、厚朴、青皮、当归、甘草、地榆、红花、木香、桃仁泥作为治痢基本方，聂氏谓"不可任意加减"，寓有专病专方之意，适合于各型痢疾。在基本方的基础上，根据患者的具体情况予以增减，效果明显。本案提示并告诫读者对于疫毒痢尤须及时治疗，"缓则毒坏脏腑为难救"；治痢不可补涩太早，以免闭门留寇，这些均具有指导意义。

族人联昇患休息痢，淹缠两载，药如清火固涩、补中升提，遍尝无效。偶遇诸途，望其色萎气怯，知为脱血之候。谓曰：尔病已深，不治将殆。渠告其故。予曰：吾寓有药愈尔病，盍往取之。比随至寓，付药再服即愈。渠以两年之疾，百治不瘳，此药效速如此，称为神丹。方用鸦胆子一味，去壳取仁，外包桂圆肉捻丸，每早米汤送下三十粒，旋以食压之。此方初得之人，传专治休息痢，并治肠风便血，少则一二服，多则三四服，无不应验。然其物不载本草，无从稽考，其味极苦，似属性寒。后阅《幼幼集成》书云：痢久邪附大肠屈曲之处，药力所不能到，用此奇效。思治虚怯沉疴，参芪归地，有用数斤愈者；治伤寒热病，姜附硝黄，有用数两愈者，何此物每用不过二三分，治积年之病，其效如神，物理真不可测。先哲云：千方易得，一效难求。信矣。（《杏轩医案》）

按：鸦胆子清热解毒治痢，前人用以作为治疗热毒血痢与休息痢之要药。《幼幼集成》记载治冷积久痢，单以此药裹以龙眼肉内服。治阿米巴痢有良效，对急性患者疗效优于白头翁，若与白头翁汤合用，更能提高疗效。一般可将鸦胆子置于胶囊内吞服，病情重者，并用鸦胆子仁水浸液灌肠。

黄　疸

薛立斋治大司徒李蒲汀，南吏部少宰时，患黄疸，当用淡渗之剂，公尚无嗣，犹豫不决。曰：有是病而用是药，以茵陈五苓散加芩、连、山栀，二剂而愈。至辛卯得子。（《续名医类案》卷九）

按：用茵陈五苓散治疗黄疸，源于《金匮要略》，此案加芩、连、山栀以加强清热利湿之力。

詹某某，男，14岁，重庆钢铁公司某校学生。主诉肝区疼痛，厌油3个月，两眼巩膜发黄2个月。于3个月前，自感右胁隐隐作痛，痛呈阵发性，渐渐食欲下降、恶心反胃、四肢乏力、腹胀、大便干稀交替。此后1个月左右，因别人说自己眼睛发黄，才引起重视而到医院检查。发病前有肝炎接触史（父亲患肝炎）。

病后去重庆某医院抽血检查肝功能发现，锌浊25U，谷丙转氨酶250U/L，黄疸指数30μmol/L。肝大，肋下1.5cm，后又去重庆某人民医院检查肝功能，结果与前类同，诊断为急性黄疸型肝炎。经服肝宁、肝血康复片等保肝药物，症状不减，反复查肝功，一直未得到控制。现肝区呈持续性隐痛，食量每餐只能维持在50g左右，夜间严重失眠，头痛，尿黄。

现症：面色黄，巩膜黄染，消瘦，精神差。脉沉弦，左脉尤甚，舌质红，苔黄厚腻。根据肝功结果及症状、体征，脉证合参诊断为急性黄疸型肝炎，肝胆湿热型。

处方"五草汤"（自制方）：鱼腥草30克，败酱草30克，龙胆草30克，金钱草30克，车前草30克，茵陈30克，满天星30克，每日一剂，煎汁1800毫升，分6次服完，每次 300 毫升，每 2 小时服一次。服至 12 剂时，诸症大减，舌苔退半，脉象改善。连服 20 剂，复查肝功能，锌浊、谷丙转氨酶、黄疸指数全部正常，自觉症状基本消失，舌苔脉象正常，惟感食欲尚差、四肢仍有些乏力，改用健脾开胃法，给予参苓白术散化裁，连服 5 剂，一切恢复正常。之后，为复查巩固情况，又先后在 2 个月内复查两次肝功能均正常，而痊愈停诊，追踪观察 3 年，未再复发。[乔玉川，难症萃方.重庆：科学技术文献出版社重庆分社，1984.]

按：作者采用自制"五草汤"（败酱草 30 克、鱼腥草 30 克、龙胆草 30 克、金钱草 30 克、车前草 30 克、茵陈 30 克、满天星 30 克）治疗 15 例肝炎患者（未配合其他药物治疗），服药剂数最少者 12 剂，最多 24 剂。复查肝功能，全部恢复正常。其中服药 12 剂恢复正常者 3 例，服药 18 剂恢复正常者 6 例，服药 24 剂恢复正常者 6 例。

戎某某，男，5 岁。1961 年 1 月 8 日诊。面目遍体尽黄，纳呆，倦怠，小溲深黄，舌苔黄腻，口不渴，脉濡缓。肝脏肿大肋下 2 厘米。肝功能：谷丙转氨酶 300U/L，黄疸指数 24μmol/L。证属脾虚湿浊中阻，治以和中祛湿。处方：茵陈 15 克，茅术、白术各 9 克，厚朴 4.5 克，砂仁 1.5 克（后下），陈皮 4.5 克，炒山栀 9 克，赤苓 9 克，草薢 12 克，车前子9克（包），生薏苡仁、熟薏苡仁各15克，生谷芽、熟谷芽各15克。3剂。药后面目发黄渐退，胃纳稍佳，小便较淡，苔腻较化。再服7剂后，黄疸退尽。乃续予和中茵陈汤（去茵陈、山栀、车前子）调治善后。2周后复查肝功能：谷丙转氨酶69U/L，黄疸指数6μmol/L。至三月底肝功能已连续3次正常。[徐仲才. 黄疸治疗之我见. 中医杂志，1989，（9）：16.]

按：作者治黄疸多以《医醇賸义》和中茵陈汤（茵陈、茅术、白术、厚朴、砂仁、陈皮、木香、山栀、赤苓、车前子、草薢、当归、生谷芽、熟谷芽、生薏苡仁、熟薏苡仁）为主加减，一般服用10剂左右黄疸即可消退。全方以和中消黄、清热祛湿为要旨，对黄疸兼有脾虚湿郁者尤宜。

积 聚

一人病癥瘕腹胀，纯用三棱、莪术，以酒煨服，下一物如黑鱼状而愈，或加入香附子，用水煎，多服取效。（《证治要诀》）

按：三棱、莪术破血祛瘀、行气止痛，适用于癥瘕腹胀等证，药专力猛。加入香附，增强行气消胀之功。

鼓 胀

菜佣某，初患腹胀，二便不利，予用胃苓之属，稍效，渠欲求速功，更医目为脏寒生满病，猛进桂、附、姜、萸，胀甚腹如抱瓮，脐突口干，溲滴如墨，揣无生理，其兄同来，代为恳治。予谓某曰：尔病由湿热内蕴致成单胀，复被狠药吃坏，似非草木可疗，吾有妙药，汝勿嫌秽可乎？某泣曰：我今只图愈疾，焉敢嫌秽。令取干鸡屎一升，炒研为末，分作数次，每次加大黄一钱，五更清酒煎服，有效再商。某归依法制就，初服肠鸣便泻数行，腹胀稍舒，再服腹软胀宽。又服数日，十愈六七，更用理脾末药而瘳，众以为奇。不知此本《内经》方法，何奇之有？予治此证，每用此法，效者颇多，视禹功神佑诸方，其功相去远矣。（《杏轩医案》）

按：《黄帝内经》十三方中，有鸡矢醴治鼓胀之记载，此案治法盖源于此。鸡屎下气消积、通利大小便，用治鼓胀有殊功。加大黄以攻积导滞，有利于增强消鼓作用，使瘀积从大小便而解。

头 痛

杨某某，女，28 岁。1974 年 8 月 10 日初诊。患者病起于产后，左侧头痛，不欲饮食。诊时见苔白腻，脉细。

拟治偏头痛方加减，服药 7 剂，头痛已止，后复因吹风致头痛再发，苔白舌胖，脉涩。原方再事加减，服药 7 剂后，头痛明显减轻，再进服 7 剂，头痛消失，随访半年未见复发。[陆芷青.治偏头痛方.中医杂志，1988，（9）：55.]

按：本方组成：珍珠母 30 克（先煎）、龙胆草 2～3 克、滁菊花 9～12 克、防风 3～5 克、当归 6～9 克、白芍 9 克、生地 12～18 克、川芎 5 克、全蝎 2～4 只、䗪虫 5～9 克、地龙 9 克、牛膝 9 克。功能清肝潜阳、活血通络，适宜于偏头痛（相当于现代医学的血管神经性头痛）。虫类药之运用为本方之组方特点，地龙养血活血、通络止痛，全蝎、䗪虫活血祛瘀。

武某某，男，30 岁，1988 年 8 月初诊。患者于 1981 年突发全头胀痛，当时诊为"神经性头痛"，每于痛时服去痛片（非那西丁）可稍缓解，但近年来发作次数频繁，程度加重，服去痛片已不能缓解。曾到某医院被诊为"脑动脉血管扩张性头痛"后，又服用过麦角胺咖啡因，但终因效差而停药。现症：头痛且胀，时左时右，同时伴眩晕、肢软、便溏，舌质淡，苔白微腻，脉弦滑。辨证属血虚肝旺，脾虚痰阻，兼受风邪。予养血平肝、健脾化痰、散风止痛法。药用：当归 10 克、川芎 10 克、生地 10 克、白芍 30 克、旋覆花 10 克（包）、生赭石 15 克（捣）、生石膏 30 克、木瓜 10 克、制香附 10 克、党参 10 克、白术 10 克、蔓荆子 10 克。上方服 12 剂后，头痛发作次数逐渐减少，程度亦轻，又服 6 剂余症消失，随访二年未复发。[刘惠芬．关幼波验方治头风．中医杂志，1992，（2）：26.]

按：本案系采用关幼波治头风验方（旋覆花 10 克、生赭石 10 克、生石膏 30 克、当归 10 克、川芎 10 克、杭芍 15 克、生地黄 10 克、木瓜 10 克、香附 10 克、甘草 10 克）增减而取效。关老认为顽固性头痛的病因病机多为血虚肝旺，兼受风邪，据此立"养、清、镇、通"作为基本治则，以养血平肝、散风止痛为大法，每获良效。

眩 晕

马某某，女，55 岁，1988 年 7 月 12 日就诊。患者晨起突发眩晕，呈旋转性，闭目卧床，不敢翻身或转动头部，恶心呕吐，耳鸣如蝉，右耳听力障碍。证见：患者形盛体胖，眩晕头重，胸闷气塞，泛恶失眠，口黏多涎，苔腻，脉滑。证属痰湿交阻、上蒙清窍，遂投晕平煎加减治疗。处方：天麻 12 克、白僵蚕 12 克、钩藤 20 克、竹茹 15 克、泽泻 20 克、半夏 15 克、白术 15 克、陈皮 12 克、茯苓 30 克。每日一剂，水煎慢慢呷服。连服 7 剂而愈，随访至 1992 年未见复发。[牟秀芳．晕平煎治疗内耳眩晕症 80

例临床观察.中医杂志，1993，（7）：408.〕

按：作者以晕平煎（天麻、钩藤、白僵蚕、竹茹、泽泻）加减治疗内耳眩晕症80例，痊愈40例，显效24例，进步11例，无效5例，总有效率93.75%。并以64例作为西药对照组，服用眩晕停（盐酸地劳尼多片）、安定片（地西泮）、654-2、谷维素、维生素 B_1 片、维生素 B_6 片，痊愈16例，显效19例，进步18例，无效11例，总有效率82.82%。二组差异有非常显著性意义（$P<0.01$）。

中　风

李真三患中风，半身不遂，羌活愈风汤加天麻、荆芥、僵蚕各一钱而愈。（《名医类案》卷一）

按：羌活愈风汤出《医学发明》，作者谓治"一切风病"，方由小续命汤、大秦艽汤、十全大补汤等方综合加减而成。加天麻、荆芥、白僵蚕以加强平肝祛风之力，故适合于中风所致半身不遂。

江陵府节度使进豨莶丸方，臣有弟沔，年三十，中风，床枕五年，百药不差。有道人钟针者，因睹此患，可饵豨莶丸必愈。（《名医类案》卷一）

按：豨莶丸出《济生方》，功能治中风、口眼歪斜、时吐涎沫、语言謇涩、手足缓弱。豨莶草适量，用酒、蜜水喷洒，九蒸九晒后，为末，炼蜜为丸，梧桐子大。每服一百丸，空腹温酒或米汤送下。

膏 淋

吴光禄闭精行房，患白浊，茎中痛如刀割，自服泻火疏利之剂不效，改服补肾之剂，又不效。李诊之曰：精久蓄已足为害，况劳心之余，水火不交，坎离频用也，用萆薢分清饮加茯神、远志、肉桂、黄连，四剂即效，兼服补中益气一二剂而愈。（《续名医类案》卷二十）

按：萆薢分清饮凡二：一出《丹溪心法》，药用益智仁、川萆薢、石菖蒲、乌药；一出《医学心悟》，药用川萆薢、石菖蒲、黄柏、白术、茯苓、莲子心、丹参、车前子。二方俱能分清化浊利湿，是为膏淋、白浊之专方。

消 渴

方勺（博按，元本误张杲）治提点铸钱朝奉郎黄沔，久病渴，极疲瘁，方每见必劝服八味丸。初不甚信，后累治不瘥，谩服数两，遂安。或问渴而以八味丸治之，何也？对曰：汉武帝渴，张仲景为处此方（琇按：仲景乃建安时人，方谓其治汉武，不知何本，赵养葵亦仍其误）。盖渴多，是肾之真水不足致然，若其势未致于消，但进此剂殊

佳，且药性温平无害也。（《名医类案》卷二）

按：消渴一病，有上、中、下三消之分。该案患者"久病渴"，可见病期较长。消渴迁延日久，阴损及阳，可见气阴两伤或阴阳俱虚，甚则表现肾阳式微之候，遂以八味丸温补肾阳收功。久病消渴，多属下消，用之尤宜。在当前临床，亦颇多以八味丸加减方治疗消渴者。

尿　频

一人脬气不足，小便频数，日夜百余次，用益智仁、天台乌药大如臂者，等分，俱为末药，酒煮山药，打糊为丸，如梧桐子大，名之曰缩泉丸，卧时用盐酒下五七十丸。（《名医类案》卷五）

按：缩泉丸温肾祛寒、缩尿止遗，于下元虚冷、小便频数及小儿遗尿之证，其效屡经临床验证。

遗　精

一人年六十五，精滑常流，以黄柏、知母、蛤粉、山药、牡蛎，饭丸梧桐子大，盐汤下八十丸。（《名医类案》卷五）

按：黄柏、知母滋阴泻火润燥，两者相须为用，其效更著。牡蛎、蛤粉收敛固涩。山药补肾固精以治本，合而用治滑精。

痹　证

丹溪治一老人，性急作劳，两腿痛甚，此兼虚证，宜温补，与四物汤加桃仁、陈皮、牛膝、生甘草，入生姜研潜行散热饮（潜行散，黄柏酒浸为末，入汤药调服）三四十贴而安（虚）。

一妇性急味厚，痛风挛缩数月，此挟痰与气，当和血疏气导痰，以潜行散入生甘草、牛膝、炒枳壳、通草、桃仁、姜汁，煎服半年而安（痰）。

一少年患血痢，用涩药取效，致痛风叫号，此恶血入经络也。血受湿热，久必凝浊，所下未尽，留滞隧道，所以作痛，久则必成枯细。与四物加桃仁、红花、牛膝、黄芩、陈皮、生甘草煎入生姜，研潜行散入少酒饮之数十贴，又刺委中，出黑血三合而安（瘀）。

已上三人正所谓病有数种，而治法少异也。（《名医类案》卷八）。

按：以上三例均较突出潜行散，或以此散配合其他药物而取效，从经治案例，不难理解潜行散可以用作痹证之通治方。

附录 1　中医内科专病通治方选录

感　冒

感冒是感受触冒风邪所导致的常见外感疾病，临床表现以鼻塞、流涕、喷嚏、咳嗽、头痛、恶寒、发热、全身不适等为其主症。本病四季均可发生，尤以冬、春为多见。多系六淫、时邪侵袭人体而致病，以外受风邪为主因，并常与寒邪或其他当令之时气相合而伤人。人体是否发病，与感邪之轻重、正气之强弱关系密切。风性轻扬，首犯上焦，故本病初起多见卫表及上焦肺系症状。由于四时六气之不同，以及人体素质的差异，临床表现的证候有风寒、风热和暑湿兼挟之不同。治以解表达邪为原则。

清解散（《心印绀珠经》）

［主治］一切感冒。

［组成］苍术（炒）二两　荆芥二两　甘草一两　麻黄一两半

［用法］上咬咀，每服一两半，水二钟，生姜三片，葱白一茎，同煎七分，去粗，微热服，以被盖复，取汗为度，

120

不拘时候。

四季感冒方（《摄生众妙方》）

［主治］四季感冒。

［组成］苍术（米泔水浸过）三钱　甘草三分　姜五大片　连须葱五钱　春夏加荆芥穗一钱五分　秋冬加防风一钱五分

［用法］水煎服毕，用被盖体，有汗即可。

香苏散（《医方考》）

［主治］四时感冒风邪，头痛发热。

［组方］紫苏　香附（醋制）各二两　陈皮（去白）一两　甘草半两

［用法］上锉，姜葱煎热服。

十神汤（《古今医鉴》）

［主治］感冒发热恶寒，头痛身痛，咳嗽喘急，或欲出疹，此药不问阴阳两感风寒，并宜治之。

［组成］川芎　甘草　麻黄　紫苏　白芷　升麻　陈皮　香附　赤芍药　干葛

［用法］上锉，每服一两，生姜煎热服，欲汗以被盖之。

主方（《简明医彀》）

[主治] 伤风，头疼鼻塞。

[组成] 苍术　藁本　羌活　白芷　川芎　防风各七分
细辛　甘草（炙）各五分

[用法] 上加姜三片，葱头三个，水煎。有汗表邪加桂枝、白芍；无汗恶风加紫苏、葛根。

疏表汤（《伤寒温疫条辨》）

[主治] 四时感冒风寒，鼻塞声重，或流涕不已，发热，恶寒，头痛身痛者。

[组成] 淡豆豉三钱　羌活二钱　防风　桔梗各一钱半
前胡　黄芩各一钱　苏叶　川芎各八分　细辛　甘草各五分　生姜二钱　葱白二茎

[用法] 水煎服。微汗口渴加花粉、麦冬各一钱；满闷加枳壳（麸炒）钱半；热甚加知母一钱。

寸金丹（《医方易简新编》）

[主治] 一切感冒、恶心、呕吐、泄泻、伤食、发热一切杂症。如遇瘟疫用此甚效。

[组成] 乌药　防风　羌活　前胡　白芷　川芎　制半夏（姜炒）　赤茯苓　砂仁（炒）各三两　枳壳（炒）五钱
炙甘草一两五钱　白蔻仁（炒）二两　草果仁（净）一两

厚朴（姜汁制） 木香 紫苏 薄荷 苍术 香附（炒）
藿香叶 陈皮各三两。

［用法］共为细末，用神曲二十二两，研末，用姜汁打
糊和药为锭，每锭重一二钱，阴干，用朱砂水飞为衣，姜
汤化下。

神白散（《医方易简新编》）

［主治］感冒一切风寒。

［组成］白芷一两 甘草五钱 淡豆豉五十粒 生姜三
片 葱白三个

［用法］煎服取汗。

感冒速愈汤（《名医名方录》第二辑陈有恒方）

［主治］外感初起引起的发热、喘咳、抽搐。

［组方］桂枝 10 克 白芍 10 克 厚朴 5 克 杏仁 5 克
竹叶 5 克 蜈蚣 2 条 大枣 3 枚 生姜 3 片

［用法］上药加水 300 毫升，武火煎至 150 毫升，日
2 次，口服。热重者，蜈蚣用量可加至 3 ~ 5 条；喘重者，
厚朴、杏仁用量可加至 10 克；身重者，竹叶用量可加至 15
克；风热感冒者，可减桂枝用量至 5 克。

特效感冒宁（《名医名方录》第二辑宋健民方）

［主治］感冒时邪，鼻流清涕，咽痛，咳嗽。或伴见恶

心，大便稀，或有发热恶寒，舌苔白薄或黄腻，脉多浮缓。

［组成］苏叶 10 克　薄荷 10 克　藿香 10 克　防风 10 克　荆芥 10 克　金银花 12 克　苍术 10 克　黄芪 10 克 甘草 3 克

［用法］上药为 1 剂，煎 2 次，第一次用清水约 200 毫升，浸药半小时，煎取 100 毫升左右。第二次用水约 120 毫升，煎取 80 毫升左右，去渣。两次药汁混合后，分 3 次，早、午、晚温服。一般 3 剂即愈；重证可继服 3 剂；若遇集体感冒者，可按此比例同煎，分给每个病人服用即可。小儿用量酌减。

解毒清热饮（《名医名方录》第三辑刘绍勋方）

［主治］流行性感冒、病毒性感冒，高热、低热均可服用。

［组成］金银花 30 克　连翘 30 克　菊花 30 克　桑叶 20 克　薄荷 15 克　柴胡 10 克　芦根 20 克　甘草 15 克 黄芩 15 克　蝉蜕 15 克　生石膏（先煎）20～30 克　滑石 20～30 克

［用法］先煎生石膏 20～30 分钟，然后煎群药，水煎服。早晚各服一次。如兼见咳嗽，加前胡 15 克、杏仁 15 克、橘红 20 克；痰多者，加川贝 10～15 克、海浮石 20～30 克。

荆防银翘汤（《中国当代名医验方大全》时振声方）

［主治］外感发热，不论风寒、风热初起，寒重热轻或寒轻热重，口渴或不渴，皆可用之。

［组成］荆芥 9 克　防风 9 克　苏叶 9 克　金银花 15 克　连翘 9 克　淡竹叶 9 克　茯苓 15 克　陈皮 6 克

［用法］先将上药用冷水浸泡 10 分钟，煮沸后微火再煮 15 分钟，每剂煎 2 次。根据病人发热的轻重，每日 1 剂或 2 剂。每日 1 剂者，上下午各服药 1 次；每日 2 剂者，每隔 6 小时服药一次，日夜共服 4 次。一般外感初起可日服 2 剂；外感 2 日后开始治疗，日服 1 剂即可。

癫　狂

癫、狂均属精神失常的疾患。癫证以沉默痴呆，语无伦次，静而多喜为特征；狂证以喧扰不宁，躁妄打骂，动而多怒为特征。历代医家对癫狂病观察相当细致，并能结合病因、病机作广泛地探索，如"气血凝滞""痰迷心窍"等多种学说。总之，癫狂的病因病机是以阴阳失调、七情内伤、痰气上扰、气血凝滞为主要因素，且与先天禀赋和体质强弱有密切关系。治以调气破血、清热降火、开窍涤痰、养血安神为大法。

莨菪散 (《附广肘后方》引《小品》方)

[主治] 癫狂。

[组成] 莨菪子三升　酒一升

[用法] 渍多日出，捣之，以姜汁和绞去滓，汤上煎，令可丸服，如小豆三丸，日三。口面当觉急，头中有虫行者，额及手足应有赤色处，如此必是差候，若未见，服取尽矣。

宁志化痰汤 (《古今医鉴》)

[主治] 癫狂。

[组成] 牛胆星　半夏 (泡)　陈皮　茯苓　黄连 (姜汁炒)　天麻　人参　酸枣仁　石菖蒲各一钱

[用法] 上锉一剂，生姜五片，水煎服。

主方 (《简明医彀》)

[主治] 癫狂。

[组成] 黄连　黄芩　栀子 (炒)　连翘　茯神　远志枣仁 (炒，研)　石菖蒲　当归　生地黄　川芎等分　甘草减半

[用法] 加灯心、竹叶，水煎，调辰砂服。虚，加人参、白术；实热大便秘，加大黄或防风通圣散；痰多，加橘红、南星、半夏、天麻、白附子、海石、瓜蒌、竹沥，

去远志、枣仁、当归、生地黄。

白金丸（《医方集解》）

［主治］癫狂失心。

［组成］白矾三两　郁金七两

［用法］薄荷糊丸。

化狂丹（《傅青主男科》）

［主治］终年狂而不愈，或拿刀杀人，或骂亲戚，不认儿女，见水大喜，见食大恶。

［组成］人参　白术　茯神各一两　附子一分　半夏菟丝子各三钱　菖蒲　甘草各一钱

［用法］水煎服。

祛狂至神丹（《石室秘录》）

［主治］发狂而妄见。

［组成］人参九钱　白术九钱　半夏三钱　天南星二钱附子一钱

［用法］水煎灌之。

苓甘姜附龙牡汤（《四圣心源》）

［主治］癫病悲恐失正者。

［组成］半夏三钱　甘草二钱　干姜三钱　附子三钱茯苓三钱　麦冬（去心）三钱　龙骨三钱　牡蛎三钱

［用法］煎大半杯，温服。

丹皮柴胡犀角汤（《四圣心源》）

［主治］狂病喜怒乖常者。

［组成］牡丹皮三钱　犀角（研汁）一钱　生地黄三钱　芍药三钱　茯苓三钱　甘草（炙）二钱

［用法］煎大半杯，温服。

安神涤痰汤（《名医名方录》第一辑陈超方）

［主治］神经官能症，精神分裂症。

［组成］竹茹20克　陈皮10克　姜半夏15克　茯神15克　麦冬15克　炙远志10克　菖蒲10克　炒枣仁30克　生龙骨30克　生牡蛎30克　珍珠母30克　枳壳10克　甘草10克

［用法］痰涎壅盛者，加天竺黄、胆南星、明矾、礞石滚痰丸；肝郁气滞者，加柴胡、制香附、郁金、川芎；痰热伤阴者，加南沙参、生地黄、白芍；躁扰不安者，加朱砂、琥珀、生石决明、生铁落；热盛躁狂者，加黄连、黄芩、龙胆草、大黄、生石膏。

豁痰定狂汤（《名医名方录》第一辑王季儒方）

［主治］狂妄打骂，不避亲疏，精神分裂症之属实证者。

［组成］生龙齿30克　生牡蛎30克　生石决明30克

龙胆草 9 克　天竺黄 9 克　九节菖蒲 9 克　珍珠母 30 克
矾郁金 10 克　旋覆花 9 克　代赭石 10 ～ 30 克　金礞石 30
克　黄芩 9 克　沉香 5 克　大黄 9 克　清半夏 10 克　广陈
皮 10 克　甘遂 1.5 克　朱砂 1.5 克

后二味同研细，随汤药一次送下。

［用法］上方用冷水浸泡，水量以浸没全药为度，煎
2 次，头煎煮沸后再煎 20 分钟，二煎煮沸后再煎 15 分钟，
二煎兑匀，约 300 毫升，分两次服，早晚各 1 次，早空腹
时送甘遂、朱砂。以服后上吐痰涎、下便黏液为度。

注意：1. 如不吐泻甘遂可酌加量。2. 如病情不剧者，
亦可不用甘遂，仅服汤剂加朱砂，服后便泄即愈。如不泻，
大黄加量。

瓜蒌泻心汤（《名医名方录》第三辑姚子扬方）

［主治］精神分裂症，烦躁不安，多语善疑，或哭笑无
常，夜不安寐，或尿黄便秘，舌红苔黄，脉弦数或滑数。

［组成］瓜蒌 30 ～ 60 克　制南星 10 克　姜半夏 10 克
黄连 6 ～ 10 克　栀子 15 克　枳实 15 克　竹沥 10 毫升（兑
入）橘红 10 克　柴胡 10 克　大黄 10 克　菖蒲 10 克　郁
金 12 克　白芍 15 克　甘草 8 克

［用法］躁狂不安，便秘者，加礞石 10 ～ 15 克；失眠
重者，加朱砂 1 克研细冲服；口渴喜饮者，加知母 15 克。

癫 痫

癫痫是一种发作性神志异常的疾病，俗名"羊痫风"。其临床特征为发作性精神恍惚，甚则突然仆倒，昏不知人，口吐涎沫，两目上视，四肢抽搐或口中如猪羊叫声，移时苏醒。此病多因先天禀赋或七情失调、脑部外伤等因素所致，劳乏过度、饮食不节则可诱发，其发病以脏腑失调、痰浊阻滞、气机逆乱、风阳内动为主，又以痰邪作祟为要。主要病理基础为肝脾肾之损伤，而风阳痰浊，蒙蔽心窍，流窜经络，则是造成癫痫的基本病理因素。治以豁痰顺气、息风开窍定痫、健脾化痰为法。

五痫丸（《杨氏家藏方》）

［主治］癫痫朝发，不问久新。

［组成］天南星（炮）一两　乌蛇（酒浸一宿，去皮骨，焙干）一两　朱砂（研）一分　全蝎（去毒）二钱　半夏（汤浸七次）二两　雄黄（研）一钱　半蜈蚣（去头足，炙）半条　白僵蚕（炒，去丝嘴）一两半　白附子（炮）半两　麝香（研）二钱　白矾一两　皂角四两（捶碎，用水半斤，挼汁去滓，与白矾一处熬干为度，研）

［用法］上杵为细末，生姜汁煮面糊为丸如梧桐子大。每服三十丸，温生姜汤送下，食后。

控涎丸（《济生方》）

[主治]诸痫久不愈，顽涎聚散无时，变生诸证，悉皆治之。

[组成]生川乌（去皮） 半夏（洗） 僵蚕（不炒）各半两（此三味锉碎，生姜汁浸一宿） 全蝎（去毒）七个 铁粉三钱 甘遂一钱半

[用法]上杵为细末，生姜自然汁打糊为丸，如绿豆大，朱砂为衣。每服十五丸，食后，用姜汤吞下。忌食甘草。

乌龙丹（《卫生宝鉴》）

[主治]五风痫病。

[组成]川乌 草乌 天仙子 五灵脂各二两 黑豆一升

[用法]为末，水丸如桐子大。每服五至七丸，温汤下。

龙脑安神丸（《卫生宝鉴》）

[主治]男子、妇人五种癫痫，无问远年近日，发作无时，服诸药无效者。

[组成]茯神（去皮取末）三两 人参 地骨皮 甘草（取末） 麦冬（去心）各二两 朱砂（水飞）二两 乌

犀角一两 桑白皮（取末）一两 龙脑（研）三钱 麝香（研）三钱 马牙硝（研）二钱 牛黄五钱 金箔三十五片

〔用法〕和匀，蜜丸弹子大，金箔为衣。如痫病多年，冬月温水化下；夏月凉水化下，不拘时候。

古方三痫丸（《丹溪心法》）

〔主治〕小儿百二十种惊痫。

〔组成〕荆芥穗二两 白矾一两半

〔用法〕上为末，面糊为丸黍米大，朱砂为衣，姜汤下二十丸。如慢惊，用来复丹；急惊，三痫丸；食痫，醒脾丸可也。

追风祛痰丸（《仁术便览》）

〔主治〕诸痫恶风。

〔组成〕防风 天麻 僵蚕（炒，去丝嘴） 白附子（煨）各一两 白矾半两 南星三两（一半白矾水浸，一半用皂角浆水浸） 半夏（汤洗七次，晒干为末，分作二份，一份用生姜汁作曲，一份用皂角洗浆作曲）

〔用法〕为末，姜汁糊为丸梧桐子大，每七八十丸薄荷汤或淡姜汤送服，食远下。

主方（《简明医彀》）

〔主治〕痫证。

[组成] 茯神　南星（制）　橘红　瓜蒌　枳实　桔梗　栀子　半夏　黄芩各一钱　甘草三分

[用法] 加生姜三片，水煎成。磨入木香五分，辰砂一钱，竹沥半杯，姜汁三匙调服。

清心散（《医家心法》）

[主治] 痫证。

[组成] 青黛　川黄连　生地黄　赤芍药　僵蚕　木通　辰砂（净、研）　琥珀（另研）各等分

[用法] 水煎服。

启迷奇效汤（《石室秘录》）

[主治] 癫痫。

[组成] 人参一两　南星三钱　鬼箭羽三钱　半夏二钱　附子一钱　肉桂一钱　柴胡三钱　白芍三钱　菖蒲二钱　丹砂末二钱

[用法] 先将前药煎汤二碗，分作二服，将丹砂一半调入药中，与病人服之。

清金下痰丸（《古方汇精》）

[主治] 风痰，痫疾。

[组成] 白矾一两　陈松萝茶五钱

[用法] 为末蜜丸如桐子大。一岁十丸，大人五十丸，

茶汤下，久服痰自大便出即愈。

矾朱散（《不知医必要》）

［主治］癫痫。

［组成］郁金七钱　白矾三钱　朱砂（水飞）一钱

［用法］研末，每服一钱，薄荷汤调下。

人参琥珀丸（《不知医必要》）

［主治］癫痫。

［组成］党参（去芦，米炒）　琥珀（研）各五钱　枣仁（酒浸，炒香）二钱五分　石菖蒲五钱　远志（酒浸，去心）　乳香（制，另研）各四钱　朱砂三钱　白茯苓五钱

［用法］炼蜜为丸，如绿豆大。每服二钱，温酒下，或煎枣汤下。

五痫丸（《医门补要》）

［主治］羊儿痫。

［组成］鱼钱胶一两　明矾一两　朱砂三钱　铅粉一两雄黄三钱　煅皂矾五钱　角针五钱

［用法］为末，水泛丸，每下一钱。

止痉除痫散（《名医名方录》第一辑彭静山方）

［主治］各种痫证。

［组成］生龙骨60克　生牡蛎60克　紫石英45克

寒水石 45 克　白石脂 45 克　赤石脂 45 克　生石膏 45 克
滑石粉 45 克　生赭石 60 克　桂枝 15 克　降香 60 克　钩
藤 60 克　干姜 15 克　大黄 15 克　甘草 15 克

［用法］共为极细末，成人每次服 5 克，1 日 2 ～ 3
次。小儿 3 岁以内可服 0.5 ～ 1 克，5 ～ 10 岁可酌加至 2 克。
须连服 1 ～ 3 个月，不可间断。

治癫宝丹（胶囊）(《名医名方录》第二辑任继学方）

［主治］癫痫经常发作，头晕，发则四肢抽搐，口吐涎
沫，甚则神呆，舌红苔薄白，脉沉弦。

［组成］白花蛇头 3 具　玳瑁 20 克　郁金 25 克　天麻
15 克　天竺黄 30 克　真沉香 10 克　胆南星 15 克　白芍
5 克　清半夏 10 克　全蝎 10 克　蜈蚣 5 条　白僵蚕 15 克
牛黄 1.5 克　麝香 0.3 克　琥珀 5 克　西红花 5 克　动物脑
（猪或羊）1 具

［用法］上药制成散剂，每服 5 克，日服 2 次，早饭
前、晚饭后 30 分钟用温开水送服。

癫痫清脑汤（《名医名方录》第二辑方宝华方）

［主治］癫痫（小儿与成人原发性与继发性）以及肝风
病证、脑系疾患等。

［组成］石决明（先煎）30 克　玳瑁（先煎）6 克　天

麻 9 克　川芎 9 克　天竺黄 12 克　郁金 9 克　紫贝齿（先煎）30 克　龙齿（先煎）30 克　生地 12 克　麦冬 9 克　蚤休 12 克　灵芝草 9 克　坎炁 1 条

〔用法〕每日 1 剂。水煎，相隔 6 小时服。服药期间避声响，早卧早起，闲情逸致，忌食家禽头足，10 日为一疗程。

柔肝益脑汤（《名医名方录》第三辑薛盟方）

〔主治〕癫痫、癔病（抑郁症）、更年期综合征、不寐证。

〔组成〕炙甘草 9 克　淮小麦 30 克　炒枣仁 15 克　丹参 24 克　白芍 15 克　辰茯神 12 克　当归 15 克　石菖蒲 9 克　枸杞子 15 克　郁金 10 克　天麻 12 克

〔用法〕冷水适量浸泡上药 40 分钟，加温煎沸后，再经文火煎 30 分钟，取汁 250 毫升，每日 1 剂，每剂 2 次，早、晚分服。

噎　膈

噎即噎塞，指吞咽时哽噎不顺；膈为格拒，指饮食不下，或食入即吐。据临床所见，噎虽可单独出现，而又每为膈的前驱，故往往以噎膈并称。本病之发生，多由忧思郁怒以及酒食所伤而成。病位以食管为主（亦见于食管下端、胃贲门部位），属胃气所主。但其发病机理，又与肝、脾、肾密切相关，因三脏与食道、胃均有经络上的联系。噎膈发病，由轻而重，逐步发展。一般而言，噎膈轻证，或由于肝脾气结，痰气交阻；或因胃津亏虚，食道涩滞，均使食物咽下不顺。如在痰气交阻的基础上又形成血瘀，以致痰瘀互结，阻隔胃气，或胃津亏耗而损及肾阴，皆属于噎膈重证，患者于食饮时，咽下即痛，甚则食入即吐，水饮亦难以咽下。治以开郁理气、滋阴润燥为大法。

半夏汤（《外台秘要》引《集验》方）

［主治］噎。

［组成］生姜四两　半夏（洗）一升　石膏（碎）四两　小麦（完用）一升　吴茱萸一升　赤小豆二十颗　大枣二十一颗　人参　甘草（炙）　桔梗　桂心各二两

［用法］上十一味切，以酒二升，水八升，煮取三升，分三服，忌猪羊肉、海藻、菘菜、饴、生葱等。（《古今录验方》有瓜蒌，无桔梗，名干姜汤，不用生姜）。

五噎丸（《外台秘要》引《古今录验方》）

［主治］噎膈。

［组成］干姜　蜀椒（汗）　食茱萸　人参　桂心各五分　细辛　白术　茯苓　附子（炮）各四分　橘皮六分

［用法］上十味捣筛，以蜜和为丸如梧子。酒服三丸，

日再，不知渐增。忌桃李、雀肉、大酢、猪肉、冷水、生葱、生菜、酢物。

五噎丸（《外台秘要》引《经心录》方）

［主治］噎膈。

［组成］人参　半夏　桂心　防葵（一方防风　小草各二两）附子（炮）　细辛　甘草（炙）各二两　食茱萸三合　紫菀　干姜　芍药　枳实（炙）　乌头（炮）各六分

［用法］上十三味捣筛，以蜜和为丸，如梧子大。服五丸，日三。不知，加至十五丸。忌羊肉、饧、海藻、菘菜、猪肉、生葱、生菜。

五膈要丸（《外台秘要》引《备急》方）

［主治］噎膈。

［组成］麦冬（去心）十分　椒（汗）六分　远志　附子（炮）　干姜　人参　桂心　细辛各六分　甘草（炙）十分

［用法］上九味捣筛，以蜜和丸，如弹子，以一枚著牙齿间含，稍稍咽汁，日三。

五膈丸（《外台秘要》引张文仲方）

［主治］噎膈。

［组成］吴茱萸　曲　杏仁（去皮尖）　干姜　蜀椒（汗）　豆豉（熬）

［用法］上六味等分捣筛，蜜和丸，如梧子。饮服七丸，日三。忌冷。

大五膈丸（《外台秘要》引《古今录验》方）

［主治］噎膈。

［组成］细辛　桂心　黄芩　食茱萸　厚朴（炙）各三分　杏仁（去尖）三十枚　干姜　川椒（汗）远志（去心）各三分　小草　芍药　附子（炮）当归各二分　黄连二分

［用法］上十四味捣筛，蜜和丸，如梧子。服二丸，日三。不知加之，以知为度。忌猪肉、冷水、生葱菜等。

人参利膈丸（《仁斋直指方论》）

［主治］噎膈，胸中不利，大便结燥，痰嗽喘满，脾胃壅滞，推陈致新。

［组成］木香　槟榔各七钱半　人参　当归　藿香　甘草　枳实（麸炒黄）各一两　大黄（酒浸，蒸熟）厚朴（姜制）各二两

［用法］上为细末，滴水为丸，如梧桐子大。每服五十丸，温水下。

沉香散（《世医得效方》）

［主治］五噎五膈，胸中久寒，诸气结聚，呕逆噎塞，

食饮不化，结气不消。

［组成］白术　茯苓各半两　木通　当归　橘皮　青皮　大腹皮　槟榔　芍药各一两　甘草（炙）一两半　白芷三两　紫苏叶四两　枳壳（麸炒，去穰）三两

［用法］上锉散，每服三钱，水一盏，姜三片，枣二枚，煎至六分，空腹温服。

豆蔻散（《医学纲目》）

［主治］五种膈气。

［组成］肉豆蔻（去皮）五个　木香　人参　厚朴（姜制）　赤茯（去皮）　桂各半两　甘草（炙）半两　槟榔五钱　诃黎勒　青皮各半两　陈皮（去白）半两　郁李仁（汤泡，去皮尖，炒黄）半两　半夏（汤洗，用生姜捣如泥，堆新瓦上，文武火焙黄）五钱

［用法］上为极细末。每服二钱，入盐少许，如茶点服。若入生姜、枣同煎亦佳，不拘时候。

王道无忧散（《济阳纲目》）

［主治］反胃噎膈。

［组成］白术（土炒）　白茯苓各一钱二分　当归　白芍药（煨）　川芎　生地（酒炒）　赤茯苓　砂仁　枳实（麸炒）　香附　乌药　陈皮　半夏（姜汁炒）　藿香　槟榔　猪苓　木通　天冬（去心）　麦冬各八分　粉草三分　黄

柏（人乳炒） 知母（人乳炒） 黄芩（炒）各八分 赤芍药五分

［用法］上锉一剂，水煎服。

主方（《简明医彀》）

［主治］噎膈。

［组成］人参五分 白术 茯苓 当归 陈皮 半夏（姜制） 黄连各八分 甘草三分

［用法］上加姜、枣煎，磨入沉香汁三匙服。气虚，加黄芪；呕，加藿香、砂仁；助胃，加山药、莲肉；消食，加山楂、麦芽；开郁，加香附、神曲、抚芎（即川芎）、山栀；气胀不舒，加木香、萝卜子；大便秘，加酒煮大黄；肥人多痰，加二陈、制半夏、贝母、蒌仁，药中入竹沥、姜汁少许，韭汁、童便、驴尿服；瘦人四物养血，少加桃仁、红花；常宜人乳、牛羊乳。少入姜汁、蜂蜜、砂糖、甘蔗汁、梨汁作饮。枇杷叶、青橘叶、兰叶煎汤饮。御米、粟米煎粥，入竹沥食。此证有干食糯米饭，绝不饮茶汤而安者。

五噎五膈散（《简明医彀》）

［主治］噎膈等证。

［组成］人参 半夏 桔梗 白术 白豆蔻 木香 沉香 干姜 杵头糠 荜澄茄 甘草各三分 枇杷叶（刷去

毛，蜜炙）五片

［用法］上加生姜七片，水一盏煎服。

二豆灵丹（《丹台玉案》

［主治］噎膈。

［组成］雄黄二钱　百草霜五钱　乳香　硇砂各一钱五分　乌梅十二个　绿豆　黑豆各四十九粒

［用法］上为末，炼蜜丸，如芡实大。每用一丸，噙口中，不待化尽，以白面饼浸湿压下。

转食至神丹（《石室秘录》）

［主治］噎膈。

［组成］熟地七钱　山茱萸四钱　麦冬三钱　北五味一钱　元参一钱　当归三钱　白芥子一钱　牛膝二钱

［用法］水煎服。

启膈散（《医学心悟》）

［主治］噎膈。

［组成］沙参三钱　丹参三钱　茯苓一钱　川贝母（去心）一钱五分　郁金五分　砂仁壳四分　荷叶蒂二个　杵头糠五分

［用法］水煎服。

苓桂半夏汤 (《四圣心源》)

［主治］噎膈。

［组成］茯苓三钱 泽泻三钱 甘草二钱 桂枝三钱
半夏三钱 干姜三钱 生姜三钱 芍药三钱

［用法］煎大半杯，温服。

五噎效灵丹 (《中医验方汇选》)

［主治］噎膈，食后即吐，呃逆，痰涎上壅等。

［组成］广木香三钱 白豆蔻（去皮）五钱 白及三钱
乌梅三钱 硼砂三钱 黄丹二钱五分 雄黄一钱

［用法］共为细面，炼蜜为丸。每日服 2 次，每次服
1～2 钱，饭前白开水送下，或在口内徐徐含化。

治食道癌方 (《袖珍中医处方》)

［主治］食道癌，吞咽困难或不能进食，食后呕吐，胸
骨后疼痛，声音嘶哑，晚期可有消瘦、贫血等。

［组成］石见穿 30 克 急性子 12 克 干蟾皮 9 克 桃
仁 10 克 丹参 18 克 橘皮 9 克 橘叶 9 克 硇砂丸 2 粒
（含化咽下）

［用法］胸痛，加郁金 10 克、炒五灵脂 9 克；呕吐，加
姜半夏 9 克、代赭石 12 克；呕血，加三七粉（分吞），或云
南白药 2 克（分吞）；呃逆，加公丁香 4.5 克、柿蒂 9 克。

痢疾

痢疾，古称"赤白沃""滞下""肠澼"，为夏秋季常见肠道传染病。前人认为病因为外感时邪或内伤积滞，近代已明确为肠道感染痢疾杆菌所致。临床以腹痛、里急后重、下痢赤白脓血为主证。中医治法主要为清热利湿、理气和血、化滞法。大凡初病宜清肠荡滞，久病宜温补固涩。古代根据痢疾之虚实寒湿，大多选用解表、导滞、清热解毒、行气和血、固涩等法。对于不纳饮食之"噤口痢"，则多采用开噤行滞法。

黄连丸（《外台秘要》引《近效方》）

[主治] 痢疾，无问冷热。

[组成] 黄连一两　茯苓二两　阿胶（炙）一两

[用法] 上三味，先捣黄连、茯苓为末，以少许水溶阿胶，和为丸，众手丸之，曝干。量患轻重，空服以饮下三四十丸，渐渐加至六十丸，不过五六服必差。

黄连汤（《医心方》引《广济方》）

[主治] 百十种杂痢。

[组成] 黄连一两　干姜一两　熟艾一两　附子（炮）一枚　蜀椒十四粒　阿胶如手大（烊化）

[用法] 切，以水五升，煮取二升五合，绞去渣，内

胶，更上火煎，胶烊，分温三服。忌生冷、猪、鱼、蒜。

丁香丸（《太平圣惠方》）

［主治］一切痢，久不差。

［组成］母丁香末三分　巴豆（去皮心，油煎令黄赤色，研如面，纸压去油）四十九枚　麝香一分　砒霜一分

［用法］上件药，都研为末，以粟米饭和丸，如绿豆大。空心，以冷水下一丸。忌食热物。

龙骨汤（《圣济总录》）

［主治］新久痢疾。

［组成］龙骨　桑根白皮　赤石脂　天雄（炮裂，去皮脐）　厚朴（去粗皮，生姜汁炙）　麻黄（去节根）各一两半　白芷　黄连（去须）　地榆　桂（去粗皮）　当归（切，焙）　木香　白术　诃黎勒皮（煨）各一两　黄芩（去黑心）半两　肉豆蔻（去壳）二枚

［用法］上十六味，锉如麻豆，每服三钱匕，水一盏，入生姜一枣大，切，煎至六分，去滓温服。

坚肠丸（《杨氏家藏方》）

［主治］一切痢疾，不问赤白脓血。

［组成］黄连（去须）半两　龙骨　赤石脂　厚朴（姜汁涂炙三遍）各三分　乌梅肉一分　甘草（炙）一分　阿

胶（蛤粉炒）二钱

［用法］上杵为细末，用汤浸蒸饼，丸如梧桐子大。每服五十丸，米饮送下，食前。

神应丸（《重订瑞竹堂经验方》）

［主治］赤白痢、休息痢，无问远年日近。

［组成］黄连二两（一半生用，一半熟用，炒） 吴茱萸（净）二两 罂粟壳二两（去筋末十分，炒黑黄色） 木香二两（俱要用心，秤足）

［用法］上为细末，用陈苍米粉同好米醋打糊为丸，如梧桐子大。每服五七十丸，空心，米饮汤送下。

樗白皮散（《世医得效方》）

［主治］下痢诸药不效。

［组成］樗白皮一握 粳米五十粒 葱白一握 甘草一二寸 豉二合

［用法］水一升，取半升顿服，小儿量大小加减。

白术安胃散（《卫生宝鉴》）

［主治］一切痢疾。

［组成］御米壳（去顶蒂，蜜拌炒）三两 茯苓（去皮） 车前子 白术各一两 乌梅肉 五味子各半两

［用法］上六味为粗末，每服五钱，水二盏，煎至一

盏，空心温服之。

木香丸（《玉机微义》）

［主治］一切痢。

［组成］罂粟壳（去穣）二两八钱　青皮（去白）　甘草（炙）各二两四钱　当归（洗，去芦）六两　诃子（炮，去核）八两　木香（不见火）六两

［用法］上为末，蜜丸如弹子大。每服一丸，水八分盏，煎化温服。

露宿汤（《奇效良方》）

［主治］一切痢。

［组成］酸石榴皮　草果各一钱半　青皮二钱　椿根皮二钱半　杏仁十四个　甘草一钱

［用法］上作一服，用水二钟，生姜三片，乌梅二个，煎至一钟，露一宿，早晨服。

调中汤（《仁术便览》）

［主治］痢疾不拘新久，红白杂下，里急后重，腹痛。

［组成］苍术　白术　当归　白芍　滑石　青皮　黄芩　黄连（姜炒）　生地黄各一钱二分　槟榔六分

［用法］水二钟，煎服。

加味香连丸 (《古今医鉴》)

[主治] 痢疾。

[组成] 黄连（去毛，炒）二两　吴茱萸（滚水泡，炒）二两　木香一钱　白豆蔻（带壳，面包裹，火煨）一钱半　秘方加乳香、没药各一钱

[用法] 上为细末，用乌梅二两，滚水泡去核，捣和为丸，如梧桐子大，每服三十丸。白痢，干姜汤送下；血痢，甘草汤送下；血白痢，干姜甘草汤送下；泄泻，干姜汤送下。

六神丸 (《东医宝鉴》)

[主治] 诸痢。

[组成] 黄连　木香　枳壳　赤茯苓　神曲（炒）麦芽（炒）各等分

[用法] 上为末，神曲糊和丸，梧子大，每五七十丸。赤痢，甘草汤下；白痢，干姜汤下；赤白痢，甘草干姜汤下。

三味黄丸子 (《济阴纲目》)

[主治] 诸痢。

[组成] 黄连八两　枳壳　黄柏各四两

[用法] 上为细末，面糊丸，如桐子大。每服二三十

丸，空心饮汤下。如里急后重，枳壳汤下。

加味香连丸（《丹台玉案》）

［主治］一切新久痢疾。

［组成］大川黄连（酒炒）四两　广木香五钱　真沉香五钱（同上忌火）　吴茱萸（水泡，炒）八钱　肉豆蔻（面包，煨）五钱

［用法］上制为末，荷叶汤法为丸，每服大人二钱，小儿一钱，空心米饮汤下。

四味连香丸（《丹台玉案》）

［主治］诸痢。

［组成］黄连（酒炒）十两　大黄（酒煨）四两　木香二两　槟榔二两五钱

［用法］上为末，糊丸绿豆大。每服七十丸，空心米饮下。有积自行，无积自止。如下痢色黑，大黄汤下；色紫，地榆汤下；色红，黄芩汤下；色淡，姜汤下；色白，肉桂汤下；色黄，山楂汤下；水泻，粟壳汤下；痛甚，木香汤下。

香连丸（《古方汇精》）

［主治］痢疾，不拘红白腹痛。

［组成］川连四两　吴茱萸三两　广木香二两

［用法］各取净末，神曲打糊为丸。每服一钱二分，姜皮汤下。

一方用木香四两，苦参（酒炒）六两，共为末，甘草一斤熬膏，糊丸如桐子大，每服三钱。白痢，姜汤下；红痢，炙甘草五分，煎汤下；噤口痢，砂仁四分、莲肉去心一钱，煎汤下；水泻，猪苓、泽泻各三分，煎汤下。

归芍汤（《不知医必要》）

［主治］痢疾。

［组成］当归二钱　桔梗一钱五分　枳壳（面煨，去瓤）六分　生白芍三钱　木香（湿纸包，煨）　槟榔各一钱　炙甘草七分

［用法］加生姜三片煎。如白痢，加苍术七分、砂仁四分；红痢，则加山楂炭一钱。

黄　疸

黄疸，以身黄、目黄、小便黄为主症，其中尤以目睛黄染为主要特征。多因湿热郁蒸，脾胃运化失常，影响肝胆疏泄，以致湿困中焦，热留不去，胆液不循常道，外溢肌肤，下注膀胱而成。《丹台玉案》曰："黄疸之证，皆湿热所求，湿气不能发泄，则郁蒸而生热，热气不能宣畅，则固结而生湿，湿得热而益深，热得湿而愈炽，二者相助而相成，愈久而愈甚也。"治疗多以清热化湿、利小便为大法，诚如《金匮要略》所说："诸病黄家，但当利其小便。"

茵陈蒿汤（《伤寒论》）

［主治］伤寒七八日，身黄如橘子色，腹微满者。

［组成］茵陈蒿六两　栀子十四枚（擘）　大黄二两（去皮）

［用法］上三味，以水一斗二升，先煮茵陈，减六升，纳二味，煮取三升，去滓。分三服。小便当利，尿如皂荚汁状，色正赤，一宿腹减，黄从小便去也。

大黄丸（《外台秘要》引《千金》方）

［主治］黄疸。

［组成］大黄二两　葶苈三两

［用法］上二味，捣筛为末，蜜和为丸，如梧子大。未食服十丸，日三服，病差便止。

大黄丸（《外台秘要》引《千金》方）

［主治］黄疸。

［组成］大黄二两　黄连三两　黄芩　黄柏各一两　曲衣五合

［用法］上五味，捣筛为末，蜜和丸，如梧子大。食前服三丸，日三服，不知可至五丸。忌猪肉冷水。

茵陈汤及丸方（《外台秘要》引《必效方》）

［主治］一切黄。

［组成］茵陈四两　大黄三两　黄芩三两　栀子三两

［用法］上四味切，以水五升，煮取三升，分为三服，空肚服之。不然，捣筛蜜和为丸，饮服二十丸，稍稍加至二十五丸，量病与之。重者作汤胜服丸，日一服，忌羊肉、酒、面、热物等，以差为限，小便黄色及身黄者并主之。

茵陈丸（《外台秘要》引《广济》方）

［主治］黄疸，遍身面悉黄，小便如浓栀子汁。

［组成］茵陈四两　黄芩三两　枳实（炙）二两　大黄三两

［用法］上四味捣筛蜜丸，如梧子大。空腹以米饮服，二十丸，日三服，渐加至二十五丸，微利为度。忌热面、蒜、荞麦、黏食、陈臭物。（一方有升麻三两）。

三物茵陈蒿汤（《外台秘要》引《小品》方）

［主治］黄疸，身目皆黄，皮肤曲尘出。

［组成］茵陈蒿一把　栀子二十四枚　石膏一斤（《千金方》加大黄三两）

［用法］上三味，以水八升，煮取二升半，去滓，以猛火烧石膏，令正赤，投汤中沸定取清汁，适寒温，服一升。自覆令汗出周身遍，以温粉粉之则愈。若不汗，更服一升，汗出乃愈也。

茵陈汤（《外台秘要》引《删繁》方）

[主治] 黄疸通身并黄。

[组成] 茵陈四两　柴胡四两　升麻三两　龙胆草二两黄芩　大黄各三两

[用法] 上六味，切，以水九升，煮取三升，分三服。若身体羸，去大黄，加栀子仁五六两、生地黄（切）一升。

栀子汤（《外台秘要》引《延年秘录》方）

[主治] 遍身黄如橘子色，心腹满急。

[组成] 栀子仁四两　黄芩三两　柴胡四两　升麻三两龙胆草三两　大黄三两　瓜蒌三两　芒硝二两

[用法] 上八味，切，以水九升，煮取二升八合，去滓，分温三服，相去四五里，进一服。

茵陈汤（《千金翼方》）

[主治] 黄疸、酒疸身目悉黄。

[组成] 茵陈三两　大黄　黄芩　黄连各一两　人参半两　栀子仁三七枚　甘草（炙）一两

[用法] 上七味，咬咀，以水一斗，煮取三升五合，分四服。

黄连汤（《圣济总录》）

[主治] 遍身面目皆黄。

［组成］黄连（去须） 大青 山栀子仁 茵陈蒿 柴胡（去苗） 地骨皮 人参 黄芩（去黑心） 芒硝各一两 大黄（细锉，醋炒）二两

［用法］上一十味，粗捣筛，每服五钱匕，水一盏半，煎至八分，去滓温服，不拘时候。

茵陈蒿丸（《圣济总录》）

［主治］一切黄病。

［组成］茵陈蒿四两 大黄（锉） 黄芩（去黑心） 栀子仁各三两

［用法］上四味，生用为末，炼蜜和丸，梧桐子大。每服米饮下二十丸，一日二服，量病与之。小便金色，身体皆黄，并治。

茵陈散（《重订严氏济生方》）

［主治］黄疸。

［组成］茵陈 木通 栀子仁各一两 大黄（炒）一两 瓜蒌一个 石膏二两 甘草（炙）半两

［用法］上咬咀，每服四钱，水一盏半，生姜五片，葱白一茎，同煎至八分，去滓，温服，不拘时候。

必效散（《仁斋直指方论》）

［主治］黄疸。

［组成］葶苈子（隔纸炒）　龙胆草　山栀仁　山茵陈
黄芩等分

［用法］上粗末，每服三钱，新水煎服。

主方（《简明医彀》）

［主治］黄疸。

［组成］茵陈蒿（铃儿）　栀子各一钱　赤茯苓　猪苓
泽泻　黄连七分　甘草梢三分

［用法］上加灯心二十枝，水煎，空心服。不通，加车
前草汁，调滑石末服。甚，加葶苈、枳实、草龙胆。

加味茵陈蒿汤（《伤寒温疫条辨》）

［主治］黄疸。

［组成］茵陈蒿　栀子　大黄各三钱　山药二钱　甘草
白术　猪苓　茯苓　木通　黄芩　黄柏　生姜各一钱

［用法］水煎，温服。

舒肝解毒汤（《名医名方录》第三辑赵清理方）

［主治］急、慢性乙型肝炎，或右胁肋疼痛隐隐，或两
胁胀痛不舒。

［组成］当归 12 克　白芍 15 克　柴胡 15 克　茯苓 15
克　板蓝根 15 克　败酱草 15 克　茵陈蒿 30 克　川楝子 12
克　金银花 15 克　蒲公英 15 克　甘草 6 克　生姜 10 克

红枣 5 枚

[用法] 若两胁胀痛甚者，加青皮、佛手、川厚朴；若纳差、腹胀者，可加焦三仙、鸡内金；若右胁胀痛甚者，可加延胡索、郁金、丹参；若肝脾肿大者，可加炙鳖甲、三棱、莪术；若转氨酶升高者，可加五味子、黄芩、半枝莲；若体倦乏力者，可加太子参、黄芪。

鼓　胀

鼓胀，系据腹部膨胀如鼓的形证而命名。以腹胀大，皮色苍黄，腹筋暴露（此处指腹壁静脉曲张）为特征。《灵枢·水胀》篇载："鼓胀何如？岐伯曰：腹胀，身皆大，大与肤胀等也。色苍黄，腹筋起，此其候也。"多与酒食不节、情志所伤、血吸虫感染、黄疸、积聚等有关。其病机为肝脾肾功能失调，以致气滞、血瘀、水停腹中而形成鼓胀，前人将之列为"风、劳、臌、膈"四大证之一。由于肝脾肾功能彼此失调，脏腑虚者愈虚；气、血、水壅结腹中，水湿不化，而实者愈实。故本虚标实，虚实交错，为本病的主要病理特点。结合现代医学，鼓胀多属肝硬化腹水，亦可见于血吸虫病、肝癌等其他疾患。治疗当攻其邪实，补其正虚，补虚不忘实，泄实不忘虚。要点在于掌握好攻补的比例，结合辨证、辨病而斟酌其治法。

芍药丸（《外台秘要》引《广济》方）

［主治］心腹胀满，脐下块硬如石，疼痛不止。

［组成］芍药　当归　白术　鳖甲（炙）各八分　诃黎勒（去核）十颗　干姜　人参各六分　豆蔻　雄雀屎各四分　郁李仁（去皮）十分

［用法］上十味，捣筛，蜜和为丸，如梧桐子大。空肚以酒下二十丸，渐加至三十丸，日再服，不吐不利。忌生菜、热面、葱蒝、桃李、雀肉、蒜、黏食等物。

鳖甲丸（《外台秘要》引《广济》方）

［主治］鼓胀气急，冲心硬痛。

［组成］鳖甲（炙）　芍药　枳实（炙）　人参　槟榔各八分　诃黎勒　大黄各六分　桂心四分　橘皮四分

［用法］上九味捣筛为末，蜜和为丸，如梧子大。空肚以酒服二十丸，渐加至三十丸，日二服，微利为度。忌生葱、蒝菜、炙肉、蒜、面等。

茯苓汤（《外台秘要》引《广济》方）

［主治］鼓胀上下肿，心腹坚强，喘息气急，连阴肿，坐不得，仍下赤黑血汁，日夜不停。

［组成］茯苓二两（茯苓一云茯神）　防己一两半（防己一云防风）　橘皮一两　玄参一两　黄芩一两半　泽泻一

157

两半　杏仁（去皮尖）二两半　白术一两半　大豆一升半　郁李仁二两半　桑白皮二两半　泽漆叶（切）一升　猪苓一两半

［用法］上十三味，切，以水一斗，先煮桑白皮、大豆、泽漆叶取五升，去滓，澄去下淀，纳诸药，煎取二升，绞去滓，分三服。咳者，加五味子二两。停二日服一剂。忌酢物、桃李、雀肉、热面、蒜、炙肉、黏食、油腻等。

郁李仁丸（《外台秘要》引《广济》方）

［主治］心腹胀满，腹中有宿水，连两肋满闷，气急冲心坐不得。

［组成］郁李仁八分　牵牛子（熬）六分　甘遂（熬）四分　防葵三分　莨菪子　桑白皮　槟榔各四分　橘皮　泽泻各二分　茯苓　泽漆叶（炙）　杏仁（去皮尖）各三分

［用法］上十二味捣筛，蜜和丸，如梧子大。空肚饮服五丸，日二服。服到十丸，微利为度。忌酢物、生冷、油腻、热面、炙肉、蒜等。

牡丹汤（《圣济总录》）

［主治］鼓胀。

［组成］牡丹皮一两半　桃仁（汤浸，去皮尖、双仁炒）二十一枚　槟榔（锉）　桑根白皮（锉）各二两　鳖甲（去裙襕，醋炙，锉）一两二钱　大黄（锉，炒）一两　厚

158

朴（去粗皮，生姜汁炙）　郁李仁（汤浸，去皮尖）　枳壳（去瓤，麸炒）各一两半

［用法］上九味，锉如麻豆，每服五钱匕，水一盏半，入生姜半分，切，煎至八分，去滓空腹温服。如人行四五里，再服。

桔梗汤（《圣济总录》）

［主治］鼓胀。

［组成］桔梗（锉，炒）二两　防葵半两　大黄（锉，炒）一两半　桃仁（汤浸，去皮尖、双仁，麸炒）四十九枚

［用法］上四味，锉如麻豆，每服三钱匕，水一盏，煎至六分。去滓入芒硝末半钱匕，空腹温服。如人行五六里，再服，日三。

养气丸（《鸡峰普济方》）

［主治］鼓胀。

［组成］丁香　胡椒　荜茇　木香　干蝎各半两　萝卜子一两

［用法］上为细末，枣肉和丸，梧桐子大。米饮食前下三十丸。

中满分消丸（《兰室秘藏》）

［主治］中满热胀、鼓胀、气胀、水胀等。

［组成］白术 人参 炙甘草 猪苓（去黑皮） 姜黄各一钱 白茯苓（去皮） 干生姜 砂仁各二钱 泽泻 橘皮各三钱 知母（炒）四钱 黄芩（去腐，炒，夏用）一钱二分 黄连（净，炒） 半夏（汤洗七次） 枳实（炒）各五钱 厚朴（姜制）一两

［用法］除茯苓、泽泻、生姜，其余诸药共为极细末，入此三味和匀，汤浸蒸饼为丸，如梧桐子大。每服一丸，焙，熟白汤下，食远服。量病人大小加减。

宣明鸡矢醴饮（《医学正传》）

［主治］鼓胀，旦食则不能暮食，痞满壅塞难当。

［组成］大黄 桃仁（去皮） 干鸡屎

［用法］上各等分，为细末，每服二钱，水一盏，生姜三片，煎汤调下，食远临卧服。

主方（《简明医觳》）

［主治］腹胀。

［组成］陈皮 茯苓 苍术 厚朴 枳实 香附各一钱 猪苓 泽泻 大腹皮 木通各八分 木香（另磨）五分 砂仁（另研）七分

［用法］加生姜、灯心水煎，调木香、砂仁服。如肿甚，兼用神佑丸二服。以指按之有凹不起者属虚，加扁豆、白术、当归各八分；以手按之随手凸起者属实，加三棱、

莪术、槟榔、青皮、益智仁；便秘，加大黄（酒煮）；邪去正虚，加人参；气下陷，加升麻、柴胡各三分；不食而呕，加藿香；先胀而后喘者治在脾，加扁豆、麦芽、葶苈（少许）；先喘而后胀者治在肺，加黄连、黄芩、麦冬；痰，加南星、半夏曲；朝宽暮急属血虚，加当归、红花（酒洗，少许）；暮宽朝急属气虚，加人参、白术；去胀，加草果；热，加栀子、黄连；下气，加沉香、苏梗；痛，加姜黄、延胡索；寒，加干姜、肉桂、藿香、丁香、茴香、吴茱萸；郁，加抚芎、神曲、益智、草豆蔻、乌药；腰以上肿，宜发微汗，参苏饮之类；腰以下肿，宜利小便，加石莲子、滑石。

扶中丸（《古方汇精》）

［主治］鼓胀。

［组成］茯苓六两　洋参　大麦芒各四两　薏苡仁三两　制附子一两　萝卜子　大黄各八钱　甘草三钱　白术　雷丸　肉桂各五钱

［用法］各取净末和匀，每服五钱，姜一片，同煎服。

软肝煎（《名医名方录》第一辑邓铁涛方）

［主治］肝硬化。

［组成］太子参 30 克　白术 15 克　褚实子 12 克　川萆薢 10 克　云苓 15 克　菟丝子 12 克　土鳖虫 3 克　甘草 6 克　丹参 18 克　鳖甲（醋炙，先煎）30 克

[用法] 土鳖虫烘干研成细末。水三碗，入鳖甲先煎半小时，纳诸药煎至一碗，冲服土鳖虫末，渣再煎服。酒精中毒性肝硬化，加葛花12克；肝炎后肝硬化，加黄皮树叶30克；门脉性肝硬化，若硬化较甚，加炒山甲10克；牙龈出血者，加紫珠草30克，或仙鹤草30克；阴虚者，去川草薢，加怀山药15克、石斛12克。

加减参赭培气汤（《名医名方录》第一辑段凤舞方）

[主治] 肝癌。

[组成] 生赭石15克　太子参10克　生怀山药15克　天花粉10克　天冬10克　鳖甲（先煎）15克　赤芍药10克　桃仁10克　红花10克　夏枯草15克　生黄芪30克　枸杞子30克　焦山楂30克　泽泻15克　猪苓15克　龙葵15克　白英15克　白芍10克　焦六曲30克　三七粉3克（分冲）

[用法] 有黄疸者，加茵陈蒿30克；有腹水者，加商陆10克、牛膝10克、大腹皮10克；局部疼痛剧烈者，加郁金10克、延胡索10克、凌霄花15克、八月札10克；腹胀甚者，加大腹皮6克、厚朴10克、木香6克；呃逆者，加旋覆花10克、柿蒂10克；口干渴甚者，加沙参10克、麦冬10克；大便干燥，数日不行者，加瓜蒌20克、

郁李仁 12 克。

活瘀消积汤（《名医名方录》第三辑巴坤杰方）

［主治］肝硬化。

［组成］荆三棱（炒）10 克　蓬莪术（炒）10 克　青皮（炒）10 克　枳壳（炒）10 克　柴胡 8 克　郁金 10 克　当归 10 克　赤芍 12 克　鳖甲（醋炙，先煎）15 克　牡蛎（生用，先煎）20 克

［用法］腹水甚者，加四苓汤（白术、泽泻、猪苓、茯苓）；腹胀甚者，加广木香、槟榔各 10 克；衄血者，加茅根 15 克、茜草 10 克，或阿胶、蒲黄炭各 10 克；胁痛甚者，加金铃子散。

疟　疾

疟疾是由于感受疟邪而引起的以寒战、壮热、头痛、汗出、休作有时为临床特征的疾病。多由感受疟邪及风、寒、暑、湿之气，邪毒侵入人体，伏于半表半里，出入营卫之间，因正邪相争而发病。前人认为疟疾有一日一发、二日一发、三日一发等不同情况，多与疟邪的深浅有关。若久疟不愈，气血暗耗，正虚邪恋，劳累即发，可发展成为"劳疟"或"疟母"。又，瘴疟见于山瘴地区，瘴毒侵入人体，出现热瘴或冷瘴等不同类型，如瘴毒内攻心脑，来

势凶猛，可出现神昏谵语，惊厥等症。疟疾以祛邪截疟为基本治则。

大黄丸 (《外台秘要》引《崔氏》方)

［主治］一切疟。

［组成］大黄三两　朴硝二两　巴豆（去皮，熬令黑，研如泥）一两

［用法］上三味，捣筛大黄、朴硝，然后纳巴豆，以蜜和捣二千杵，丸如梧桐子大。米饮下两丸，日二服，不断再服，即差。忌芦笋、野猪肉等物。

常山汤 (《外合秘要》引《救急》方)

［主治］一切疟。

［组成］常山三两　石青（打破，绵裹）八两　白秫米一百二十粒　淡竹叶一握

［用法］上四味，以水八升渍一宿，煮取二升五合，去滓，分温三服，清旦一服，欲发一服，正发时一服。三服讫，静室中卧，莫共人语，过时后洗手面与食。七日禁劳、生葱、生菜、酒及热面、毒鱼。久疟不过再剂。（一方加乌梅二七枚熬之。）

桃仁常山丸 (《外台秘要》引《近效》方)

［主治］一切疟。

〔组成〕桃仁（不熬，亦不去双仁、尖皮）二两　常山二两　豆豉三两

〔用法〕上三味，各别捣五六百杵，又和更捣六七百杵，然后点好酒如黑泥自成丸，如梧子大。不饮酒事，须酒下三十丸，未发前服，临发更服三十丸。

常山饮（《局方》）

〔主治〕疟疾。

〔组成〕川常山　知母　草果　甘草（炙）各二斤　良姜二十两　乌梅（去仁）一斤

〔用法〕上杵为粗末，每服三钱，水一盏，生姜五片，枣子一枚，煎至七分，去滓温服。

常山饮（《圣济总录》）

〔主治〕一切疟疾。

〔组成〕常山　鳖甲（去裙襴，醋炙，先煎）各一两　知母（焙）　白头翁　甘草（炙，锉）　柴胡（去苗）各三分　青蒿一握　桃枝　柳枝各一握　桂（去粗皮）半两

〔用法〕上十味，粗捣筛，每服四钱匕，酒一盏半，入葱白、薤白各三寸，切，浸一宿，煎取八分，去滓温服，空心服，欲发时再服。

甘草乌梅丸（《鸡峰普济方》）

[主治] 一切疟。

[组成] 甘草　乌梅肉（熬）　人参　桂　肉苁蓉　牡丹皮各二两　恒山　升麻　桃仁　乌豆皮三两

[用法] 上捣筛为细末，以炼蜜和丸，苏屠臼捣一万杵，丸如梧桐子大。发日，五更酒下三十丸，平旦四十丸，欲发四十丸，不发日空腹四十丸，晚三十丸，无不差。（一方有知母二两。）

三满丸（《鸡峰普济方》）

[主治] 疗疟。

[组成] 恒山末　白蜜　生鸡子白

[用法] 上三味，各一鸡子壳于铛中相和火熬看丸得即止，旦四十丸，晚四十丸，粥饮下。大约鸡子白两个方得一壳。

鬼哭散（《杨氏家藏方》）

[主治] 一切寒热疟疾。

[组成] 人参（去芦头）半两　常山一两　茯苓（去皮）一两　甘草（生用）一两　肉桂（去粗皮）一两

[用法] 上杵为细末。每服四钱，用无灰酒八分一盏，冷调下，当发日空心服。

常山锉散（《杨氏家藏方》）

［主治］疟疾。

［组成］常山　川乌头（生，去皮脐）　甘草（炙）各等分

［用法］上件咬咀，每服一钱半，用好酒二盏，煎至一盏，露一宿，至发日五更初，面东服。

七宝散（《杨氏家藏方》）

［主治］一切疟疾。

［组成］常山　陈橘皮（不去白）　青橘皮（不去白）槟榔　草果仁　甘草（炙）　厚朴（去粗皮，生姜汁制）各等分

［用法］上件咬咀，每服半两，用水一碗，酒一盏，同煎至一大盏，去滓，露一宿，来日早再烫温，面东服。

草果饮（《仁斋直指方论》）

［主治］诸疟。加干姜治寒疟。

［组成］草果　白芷　良姜　青皮　川芎　紫苏叶　甘草（炒）等分

［用法］上锉散，每三钱煎服。

驱疟汤（《仁斋直指方论》）

［主治］诸疟、久疟。

［组成］草果仁　青皮　陈皮　人参　茯苓　半夏（制）　厚朴（制）　苍术（炒）　鸡心槟榔　白术　甘草（炙）各半两　良姜一分

［用法］上锉散，每三钱，姜五片，枣二枚，乌梅一个，空心煎服。

截疟青蒿丸（《丹溪心法》）

［主治］疟疾。

［组成］青蒿半斤　冬瓜叶　官桂　马鞭草

［用法］上焙干为末，水丸胡椒大。每一两分四服，于当发之前一时服尽。（又云，青蒿一两，冬青叶二两，马鞭草二两，桂二两，未知孰是，姑两存之，以俟知者。）

加减七宝饮（《普济方》）

［主治］一切疟疾。

［组成］恒山（醋炙，炒）　槟榔　草果仁　甘草　厚朴（姜制）　乌梅　青蒿　知母等分

［用法］咬咀，每服半两，水一碗，酒一盏同煎至一大盏，露一宿，来日早晨烫温，去滓，面东服。

清脾饮（《寿世保元》）

［主治］疟疾，不论先寒后热、先热后寒，诸疟通用。

［组成］青皮（去穰）　厚朴（姜炒）　白术（去芦）

半夏（姜炒）　柴胡　黄芩　茯苓　草果　甘草

［用法］上锉，生姜五片，水煎，温服。

主方（《简明医彀》）

［主治］疟疾。

［组成］苍术　川芎　白芷　羌活　防风　葛根　柴胡等分　甘草减半

［用法］加姜枣煎服。

福阳消疟丹（《石室秘录》）

［主治］疟疾。

［组成］人参五钱　鳖甲一两　白术一两　茯苓一两当归七钱　白芍七钱　柴胡一钱　枳壳一钱　槟榔一钱

［用法］水煎服。

云母猪苓汤（（《名医名方录》第二辑吴考槃方）

［主治］多种疟疾。

［组成］云母（烧）10 克　猪苓 10 克　蜀漆（炒）10克　当归 6 克　防己 6 克　白薇 6 克　柴胡 12 克　黄芩 6克　法半夏 6 克

［用法］水煎，疟发先一小时服。寒多者，去黄芩苦寒，从《金匮要略》加龙骨 10 克；热多者，去半夏辛燥，加知母 6 克清热；舌腻纳呆者，加草果 6 克温运；久疟不

止者，加党参 10 克、白术 10 克、牡蛎 10 克、鲜生姜 3 克、红枣 3 枚调之。

消　渴

消渴之发病，多因素体阴虚、饮食不节、过食甘肥，复因情志失调、劳欲过度，导致肾阴虚损，肺胃燥热，病延日久，阴损及阳，阴阳两虚。临床上分为上、中、下三消，上消为肺热津伤，症见烦渴多饮、口干舌燥、尿频量多、舌边尖红、苔薄黄、脉洪数；中消为胃热炽盛，症见多食易饥、形体消瘦、大便干结、苔黄、脉滑实有力；下消为肾阴亏损，症见尿频量多、混浊如膏脂，口干唇燥，舌红脉数。一般情况下，临床上常可兼见"三消"症状，但予细辨，可以辨析其偏重于哪一证型。故临床治疗，常以三消中某一消为主，同时兼治其他二消，体现整体治疗观念。

三黄丸（《中藏经》）

［主治］三消。

［组成］黄连三两　黄芩二两　大黄一两

［用法］为末，炼蜜为丸，如桐子大。食后温水下十五丸，量虚实与之服。

猪肚丸（《千金要方》）

［主治］消渴。

［组成］猪肚（制如食法）一枚　黄连　粱米各五两瓜蒌根　茯神各四两　知母三两　麦冬二两

［用法］上七味为末，纳猪肚中缝塞，安甑中蒸之极烂，乘热于木臼中捣可丸。若强与蜜和之，丸如桐子。饮服三十丸，日二，加至五十丸，随渴即服之。

浮萍丸（《千金要方》）

［主治］消渴。

［组成］干浮萍　瓜蒌根等分

［用法］上二味末之，以人乳汁和丸，如梧子。空腹饮服二十丸，日三。三年病者三日愈，治虚热大佳。

独连丸（《杨氏家藏方》）

［主治］消渴。

［组成］鸡爪黄连（去须，米醋一升，于研钵内熬尽，取出晒干）四两

［用法］上为细末，米醋煮面糊为丸，如梧桐子大。每服三十丸，温熟水送下，不拘时候。

天花散（《仁斋直指方论》）

［主治］消渴。

［组成］天花粉　生干地黄（洗）各一两　干葛　麦冬（去心）北五味子各半两　甘草一分

〔用法〕上研粗末，每服三钱，粳米百粒，同煎服。

茯菟丹（《仁斋直指方论》）

〔主治〕三消渴通用，亦治白浊。

〔组成〕菟丝子（酒浸三宿，水淘，砂盆研细，捏饼，焙干）十两　北五味子七两　白茯苓五两　石莲肉三两

〔用法〕上末，山药六两，末，如糊，搅和捣三百杵，丸桐子大。每五十丸，食前米汤下。

六神汤（《世医得效方》）

〔主治〕三消渴疾。

〔组成〕莲房　干葛　枇杷叶（去毛）　甘草（炙）　瓜蒌根　绵黄芪（去芦，蜜炙）各等分

〔用法〕上锉散，每服四钱，水一盏，煎七分，去滓温服。小便不利，加赤茯苓。

川黄连丸（《丹溪心法》）

〔主治〕消渴。

〔组成〕川黄连五两　天花粉　麦冬（去心）各二钱半

〔用法〕上为末，生地黄汁并牛乳汁和捣丸梧子大。服二十丸，粳米汤送下。

消渴方（《丹溪心法》）

〔主治〕消渴。

［组成］黄连末　天花粉末　生地黄汁　藕汁　人乳汁
姜汁　蜂蜜

［用法］上后两味汁为膏，入前三味搜和，佐以姜汁和
蜜为膏，徐徐留于舌上，以白汤少许送下。能食者加软石
膏、瓜蒌根。

火府丹（《济阴纲目》）

［主治］消渴。

［组成］生地黄（酒洗）　木通　黄芩　甘草

［用法］上为末，炼蜜丸，如桐子大。每服二十粒，木
通煎汤下。

主方（《简明医彀》

［主治］三消。

［组成］当归　生地黄各三钱　白芍药二钱

［用法］上消，加人参、麦冬、五味子、天花粉水煎，
入生藕汁、鲜生地黄汁、人乳汁服；中消，加石膏、知母、
甘草、滑石、寒水石；下消，加黄柏、知母、熟地黄、五
味子之类。

清热养阴汤（《名医名方录》第一辑陈树森方）

［主治］糖尿病。

［组成］生石膏30克　黄精30克　黄芪30克　人参叶

10克　知母10克　生地黄15克　熟地黄15克　玄参10克
枸杞子10克　山药10克

〔用法〕阴虚津少者，加用玉竹、天花粉、天冬等，以养阴生津；若口渴甚者，重用生石膏、知母、石斛等；兼有瘀血阻滞脉络者，常用天仙子、紫草根、川芎、丹参、赤芍、桃仁、红花等；若疮痈化脓，则清热解毒为主，用金银花、连翘、黄芩、黄连、白花蛇舌草之类，或以蒲公英、野菊花，内服外用均见功效；久病肾阳亦虚者，加仙灵脾以助肾阳，俾阳生则阴长；由于脾为后天之本，且滋腻之品大多碍胃，故在方中可加入苍术以醒脾健胃，使诸药尽其效。

生津止渴汤（《名医名方录》第二辑任继学方）

〔主治〕消渴，多饮、多尿、多食，形体消瘦，咽干舌燥，手足心热，舌质红绛，苔微黄，脉沉细而数。

〔组成〕山药50克　生地黄50克　玉竹15克　石斛25克　沙苑蒺藜25克　知母20克　附子5克　肉桂5克红花10克　猪胰子一具（生吞）

〔用法〕水煎服，日服2次，早饭前、晚饭后30分钟温服，猪胰子切成小块生吞。服药期间，停服一切与本病有关的中西药物。心烦，加黄连10克、阿胶10克（冲服）、芦荟3克；心悸，加黄精50克、龙齿50克、寸冬40

克；脉痹，加威灵仙 15 克、羌活 15 克、豨莶草 50 克。

平消渴汤（《名医名方录》）第三辑刘仕昌方）

［主治］消渴病。

［组成］天花粉 15 克　葛根 15 克　沙参 15 克　怀山药 25 克　麦冬 15 克　生地黄 15 克　太子参 15 克　五味子 10 克　甘草 6 克　玉米须 25 克

［用法］水煎服，每日 1 剂，分 2 次服，也可制成丸剂服用。口渴甚者，加知母 15 克、芦根 20 克；头晕头痛较显者，加白蒺藜 12 克、苍耳子 12 克、天麻 10 克；血压高者，加生牡蛎（先煎）30 克、杜仲 15 克、怀牛膝 15 克；阳气虚者，加北黄芪 30 克；阴虚者，加玄参 20 克、白芍药 15 克；身瘙痒者，加白蒺藜 15 克、白鲜皮 15 克、金银花 15 克；身有溃疡者，加北黄芪 20 克、秦艽 15 克；纳呆者，加麦芽 15 克、鸡内金 10 克；胸闷者，加郁金 10 克、丹参 12 克。

益气养阴汤（《名医名方录》第三辑高濯风方）

［主治］糖尿病。

［组成］人参 9 克　黄芪 15 克　葛根 30 克　山萸肉 30 克　山药 30 克　生地黄 30 克　石斛 30 克　知母 20 克天花粉 30 克

［用法］先将人参加水入煎，沸后 30 分钟，加诸药共煎 30 分钟，取汁 150 毫升，加水再煎。两次煎液合并，分

早晚温服，每日1剂。上焦火盛者，加黄连6克；血瘀明显，加丹参30克、三七粉（冲服）3克。

消渴方（《名医名方录》第三辑谢昌仁方）

[主治]糖尿病。

[组成]石膏20克　知母10克　甘草3克　沙参12克　麦冬10克　石斛12克　地黄12克　山药12克　茯苓12克　泽泻12克　天花粉15克　鸡内金6克　牡丹皮6克

[用法]日1剂，水煎服。

遗　精

不因性生活而精液遗泄的病证，称之为遗精。其中在梦境中遗精的，名为"梦遗"；无梦而遗精的，甚至清醒时精液流出者，名为"滑精"。引发本证多为君相火动、湿热下注、劳伤心脾、肾虚精脱等病因。患者多有心、肝、脾、肾等脏腑功能失调，其中与心肾关系尤为密切。临床每见心肾不交，阴虚火旺或肾虚不藏诸证。本病总的治则是：上则清心安神；中则调其脾胃，升举阳气；下则益肾固精，或兼以调肝治法。

固精丸（《医便》）

[主治]遗精。

　　[组成] 知母　黄柏（酒炒）各一两　牡蛎（煅）三钱龙骨二钱　芡实　莲蕊　茯苓　远志（去心）各三钱

　　[用法] 为末，煮山药糊丸，梧子大，朱砂为衣，服五十丸。

三神汤（《古今医鉴》）

　　[主治] 遗精白浊。

　　[组成] 苍术　川萆薢各七钱　小茴香一两

　　[用法] 上锉，生姜三片，煎，入盐一捻，同服。

主方（《简明医彀》）

　　[主治] 梦遗，精滑。

　　[组成] 黄连　生地黄　远志　茯神　酸枣仁　芡实柏子仁　石莲肉　黄柏（盐炒）麦冬　莲蕊各一钱

　　[用法] 上加灯心二十枝，水煎成，调朱砂（水飞）、龙骨（研）各一钱服。

封髓丹（《奇效良方》）

　　[主治] 梦遗失精及与鬼交。

　　[组成] 黄柏　砂仁　甘草

　　[用法] 上蜜糊为丸，每服三钱。

金锁固精丸（《医方集解》）

　　[主治] 精滑不禁。

［组成］沙苑蒺藜（炒）　芡实（蒸）　莲须各二两　龙骨（酥炙）　牡蛎（盐水煮一日一夜，煅粉）各一两

［用法］莲子粉如梧丸，盐汤下。

断梦止遗丹（《石室秘录》）

［主治］梦遗。

［组成］熟地黄九钱　山茱萸四钱　北五味子一钱　茯苓三钱　生枣仁五钱　当归三钱　白芍三钱　薏苡仁五钱　白术五钱　白芥子一钱　茯神二钱　肉桂三分　黄连三分

［用法］水煎服。

遗忘双痊丹（《石室秘录》）

［主治］遗精，健忘。

［组成］人参三两　莲须二两　芡实三两　山药四两　麦冬三两　五味子一两　生枣仁三两　远志一两　菖蒲一两　当归三两　柏子仁（去油）一两　熟地黄五两　山茱萸三两

［用法］各为末，蜜为丸，每日早晚各用滚水送下五钱，半料两症俱痊。

玉池汤（《四圣心源》）

［主治］遗精。

［组成］甘草二钱　茯苓三钱　桂枝三钱　芍药三钱

龙骨二钱　牡蛎三钱　附子三钱　砂仁（研，去皮，炒）一钱

［用法］煎大半杯，温服。

金樱子丸（《不知医必要》）

［主治］遗精泄滑。

［组成］丝饼五钱　茯苓（酒拌，蒸晒）二钱　牡蛎（煅）一钱五分　金樱子（去毛，去核，蒸熟）二钱

［用法］共研末，炼蜜为丸如绿豆大，每服三钱，酒下或淡盐汤下。

补肾治遗汤（《常见病单验方》）

［主治］遗精。

［组成］大熟地 15 克　山萸肉 15 克　牡丹皮 10 克杜仲 15 克　女贞子 10 克　菟丝子 20 克　淫羊藿 30 克炒芡实 15 克　金樱子 10 克

［用法］水煎服，每日 1 剂。若五心烦热，口干，舌质红，脉细数者，加知母 10 克、黄柏 15 克；若遗精日久，精关不固者，加生牡蛎 15 克、生龙骨 15 克、五味子 15 克；若遗精频作，口苦，小便短赤者，加萆薢 15 克、黄连 12 克。

龙骨牡蛎汤（《常见病单验方》）

［主治］遗精。

[组成] 生龙骨 30 克　生牡蛎 30 克　芡实 15 克　覆盆子 15 克　莲须 15 克　潼蒺藜 15 克

[用法] 水煎服，每日一剂。

阳　痿

阳痿即阳事不举，或临房举而不坚之证。多因命火衰微，心脾受损，或恐惧伤肾，湿热下注所致。

苁蓉散 (《千金要方》)

[主治] 阳痿。

[组成] 肉苁蓉一斤　生地黄 (取汁) 三十斤　慎火草二升　褚子二升　干漆二升　甘草一斤　远志　五味子各一斤

[用法] 上八味，以生地黄汁浸一宿，出暴开复渍，令汁尽为散。酒服方寸匕，空腹服，日三。

秃鸡散 (《千金要方》

[主治] 阴痿。

[组成] 蛇床子　菟丝子　远志　防风　巴戟天　五味子　杜仲　肉苁蓉各二两

[用法] 上八味，治下筛，酒下方寸匕，日二。常服勿绝。

天雄散（《千金要方》）

[主治] 五劳七伤，阴痿不起，衰损。

[组成] 天雄　五味子　远志各一两　肉苁蓉十分　蛇床子　菟丝子各六两

[用法] 上六味，治下筛，以酒下方寸匕，日三，常服勿止。

治阴痿方（《千金要方》）

[主治] 阴痿。

[组成] 雄鸡肝一具　鲤鱼胆四枚

[用法] 上二味阴干百日，末之，雀卵和吞小豆大一丸。

治阳不起方（《千金要方》）

[用法] 原蚕蛾未连者一升，阴干去头足毛羽，末之，白蜜丸如梧子，夜卧服一丸。

亢痿灵（《临床验方集锦》）

[主治] 阳痿。

[组成] 蜈蚣 15～20 条　当归 45 克　白芍 45 克　甘草 45 克

[用法] 先将当归、白芍、甘草晒干研细过筛，然后将蜈蚣研细末，再将两种药混合均匀，分为 30 包，或制水

丸。早晚各服 1 次，每次 1 包，15 天为 1 疗程。

人龙壮阳灵（《河间验方集锦》）

［主治］阳痿不举。

［组成］人龙一条（炒）　丝瓜子十五个　乳香（炙）1.5 克　没药 1.5 克　蛤蚧（炒，去头）一对　云苓 1.5 克　麝香少许　胭脂 1.5 克　朱砂 1.5 克　杏仁七个　樟脑 1.5 克　小茴香 3 克　广桂 1.5 克

［用法］共为细末，烧酒为丸，黄豆大，每服一至二丸，白水、酒均可送下。

冬虫草鸡（《偏方大全》）

［主治］阳痿、遗精及腰痛腿软等。

［组成］冬虫夏草 5 枚　母鸡 1 只　盐及味精

［用法］将鸡开膛取出杂物，洗净，同冬虫夏草放入锅内，加水炖一个半小时，待鸡肉熟烂时下盐及味精少许，可吃肉饮汤，日服 2 次，可连续服食 3 ～ 5 天。

附录 2　主要参考文献

［1］清·曹氏原本.项天瑞增刊［M］.同寿录.清光绪甲午（1894）武林项氏刊本.

［2］清·徐灵胎.兰台轨范［M］.上海：上海卫生出版社，1958.

［3］秦伯未.谦斋医学讲稿［M］.上海：上海科学技术出版社，1978.

［4］马继兴.马王堆古医书考释［M］.长沙：湖南科技出版社，1992.

［5］黄帝内经素问［M］.北京：人民卫生出版社，1956.

［6］史崧校.灵枢经［M］.北京：人民卫生出版社，1956.

［7］东汉·张仲景［M］.伤寒论.重庆：重庆人民出版社，1955.

［8］东汉·张仲景［M］.金匮要略方论.北京：人民卫生出版社，1963.

［9］晋·葛洪.肘后备急方［M］.北京：人民卫生出

版社，1963.

　　［10］唐·孙思邈.备急千金要方［M］.北京：人民卫生出版社，1955.

　　［11］唐·孙思邈.千金翼方［M］.北京：人民卫生出版社，1955.

　　［12］唐·王焘.外台秘要［M］.北京：人民卫生出版社，1955.

　　［13］宋·王怀隐，至佑，陈昭遇，等.太平圣惠方［M］.北京：人民卫生出版社，1958.

　　［14］宋·赵佶.圣济总录［M］.北京：人民卫生出版社，1962.

　　［15］宋·陈师文，陈承，裴宗元，等.太平惠民和剂局方［M］.北京：人民卫生出版社，1985.

　　［16］宋·杨倓.杨氏家藏方［M］.北京：人民卫生出版社，1988.

　　［17］元·危亦林.世医得效方［M］.上海：上海科学技术出版社.1964.

　　［18］宋·沈括.苏沈良方［M］.北京：人民卫生出版社，1956.

　　［19］明·孙志宏.简明医彀［M］.北京：人民卫生出版社，1984.

　　［20］明·王纶.明医杂著［M］.南京：江苏科学技

术出版社，1985.

［21］明·虞抟.医学正传［M］.北京：人民卫生出版社，1965.

［22］明·胡慎柔.慎柔五书［M］.南京：江苏科学技术出版社，1985.

［23］清·徐灵胎.徐大椿医书全集［M］.北京：人民卫生出版社，1988.

［24］清·姜天叙.风痨臌膈四大证治［M］.南京：江苏人民卫生出版社，1959.

［25］叶橘泉.近世内科国药处方集［M］.千顷堂书局.

［26］华实孚.中西合参内科概要［M］.北京：中华书局股份有限公司，1951.

［27］刘寿永，江丹.当代中医实用临床效验方［M］.北京：学苑出版社，1989.

［28］杨景海，李元文，靳琦，等.实用中医效验新方大全［M］.北京：中国国际广播出版社，1991.

［29］李宝顺，赵莉，郭建新，等.名医名方录（第一辑）［M］.北京：华艺出版社，1990.

［30］李宝顺，赵莉，郭建新，等.名医名方录（第二辑）［M］.北京：中医古籍出版社，1991.

［31］李宝顺，赵莉，郭建新，等.名医名方录（第三

辑）［M］.北京：中医古籍出版社，1993.

［32］刘中景.中医临床研究中的矛盾点及解决方法［J］.医学与哲学，1992，（2）：32.

［33］尤江云.辨证论治理论与临床［M］.油印本，1989.

［34］秦伯未.辨证论治概说［J］.江苏中医，1957，（1）：23.

［35］方药中.辨证论治研究七讲［M］.北京：人民卫生出版社.1979.

［36］孟庆云.辨证论治的生命力在于实践和创新——辨证论治研究述评［J］.北京中医学院学报，1985，（6）：2-6.

［37］罗益宽.辨证论治理论的形成和发展［M］.中国医学百科全书·医学史.上海：上海科学技术出版社，1987.

［38］朱文锋.《内经》在辨证学上的贡献［J］.吉林中医药，1986，（4）：1-3.

［39］何绍奇.论辨证论治体系的形成和发展［J］.北京中医学院学报，1984，（6）：2-6.

［40］蔡景高.辨证和辨病的结合［J］.中医杂志，1962，（9）：31-33.

［41］李杲.内外伤辨惑论［M］.南京：江苏科学技术出版社，1982.

［42］王新华.略论"同病异治"和"异病同治"［J］.

江苏中医，1962，（10）：1-2.

［43］朱良春.辨证与辨病相结合的重要性及其关系的探讨［J］.中医杂志，1962，（4）：16.

［44］宋为民，罗金才.未病论［M］.重庆：重庆出版社，1992.

［45］何绍奇.姜春华对辨证论治的几点看法［J］.中国医药学报，1986，（1）：42-43.

［46］程丑夫.论中医病名诊断的重要意义［J］.吉林中医药，1986，（4）：41-42.

［47］王旭东.辨证论治法则的历史观、辩证观［J］.中国医药学报，1980，（1）：53-55.

［48］叶景华.临床辨证分型刍议［J］.中国医药学报，1988，（4）：55-57.

［49］云南省中医研究所.中医疾病的整理研究［M］.铅印本（内部发行），1986.

［50］余瀛鳌.辨病论治和通治方［J］.中医杂志，1987，（1）：55-56.

［51］耿义勤，孙西庆.祖国医学的辨病思想［J］.山东中医学院学报，1988，（2）：6-6.

［52］陈纲.论《内经》辨脏腑经脉论治与辨病施治［J］.山东中医学院学报，1990，（1）：14-16.

［53］鲁兆林，石学文.辨病辨证辩［J］.云南中医杂志，

1980：（4）：22-24.

［54］中医研究院西苑医院.岳美中医话集［M］.北京：中医古籍出版社，1984.

［55］王大鹏.浅议辨证施治与专方专药相结合［J］.医学与哲学，1988，（6）：31-33.

［56］周善明.中医内科教材病名规范若干问题的讨论［J］.医学与哲学，1993，（1）：36-37.

［57］朱文锋.论中医病名规范之研究［J］.辽宁中医杂志，1985，（1）：1-3.

［58］杨殿兴.关于中医病名诊断及辨病论治的几点看法和设想［J］.北京中医杂志，1987，（6）：14-16.

［59］李庆生.病、症、证三者的概念及其关系［J］.辽宁中医杂志，1985，（1）：4-6，（2）：8-9，（3）：25-27，33.

［60］杨健武，赵虹.病、证、症的规范化研究［J］.云南中医杂志，1987，（1）：7-13.

［61］林志南.谈辨证论治与辨病论治的结合应用［J］.中国医药学报，1992，（1）：11-13，64.

［62］田德荫.辨证论治急性病毒性肝炎130例疗效观察［J］.天津中医，1984，（创刊）：13.

［63］张笑平.论病证之参合诊治［J］.中国医药学报，1988，（2）：53-55.

［64］明·江瓘.名医类案［M］.北京：人民卫生出

版社，1957.

　　［65］清·魏之琇.续名医类案［M］.北京：人民卫生出版社，1957.

　　［66］清·程文圃.杏轩医案［M］.上海：上海科学技术出版社，1986.